Essential of the Antiplatelet Therapy

抗血小板療法
エキスパートの"勘どころ"

【編集】
中村正人
Masato Nakamura

南江堂

執筆者一覧

■ 編集

中村　正人	なかむら　まさと	東邦大学医療センター大橋病院循環器内科教授

■ 執 筆 (執筆順)

中村　正人	なかむら　まさと	東邦大学医療センター大橋病院循環器内科教授
西川　政勝	にしかわ　まさかつ	三重大学医学部附属病院臨床研究開発センター長
細田　勇人	ほそだ　はやと	国立循環器病研究センター病院心臓血管内科部門
安田　聡	やすだ　さとし	国立循環器病研究センター病院心臓血管内科部門長
川嶋　秀幸	かわしま　ひでゆき	帝京大学医学部循環器内科
上妻　謙	こうづま　けん	帝京大学医学部循環器内科教授
松浦　広英	まつうら　ひろひで	宮崎市郡医師会病院心臓病センター循環器内科医長
柴田　剛徳	しばた　よしさと	宮崎市郡医師会病院心臓病センター長
宮本　信三	みやもと　しんぞう	済生会熊本病院循環器内科副部長
中尾　浩一	なかお　こういち	済生会熊本病院副院長/循環器内科上席部長
大塚　頼隆	おおつか　よりたか	杉循環器科内科病院循環器内科/副院長
小川　崇之	おがわ　たかゆき	東京慈恵会医科大学循環器内科准教授
向後　隆章	こうご　たかあき	日本大学医学部附属板橋病院循環器内科
高山　忠輝	たかやま　ただてる	日本大学医学部附属板橋病院循環器内科准教授
瀬在　明	せざい　あきら	日本大学医学部附属板橋病院心臓外科医長
曽我　芳光	そが　よしみつ	小倉記念病院循環器内科部長
川﨑　大三	かわさき　だいぞう	森之宮病院心臓血管センター循環器内科部長
熊倉　久夫	くまくら　ひさお	北関東循環器病院血管病センター長
田尻　征治	たじり　せいじ	熊本赤十字病院第一脳神経外科副部長
橋本　洋一郎	はしもと　よういちろう	熊本市民病院首席診療部長/神経内科部長
矢坂　正弘	やさか　まさひろ	国立病院機構　九州医療センター脳血管・神経内科長
黒田　淳哉	くろだ　じゅんや	九州大学大学院医学研究院病態機能内科学講師
北園　孝成	きたぞの　たかなり	九州大学大学院医学研究院病態機能内科学教授
林　俊行	はやし　としゆき	日本医科大学大学院医学研究科神経内科学
木村　和美	きむら　かずみ	日本医科大学大学院医学研究科神経内科学教授
山上　宏	やまがみ　ひろし	国立循環器病研究センター脳卒中集中治療科医長
天野　達雄	あまの　たつお	杏林大学医学部脳卒中医学教室

松丸 祐司	まつまる ゆうじ	虎の門病院脳神経血管内治療科部長
飯島 雷輔	いいじま らいすけ	東邦大学医療センター大橋病院循環器内科講師
櫻井 雅子	さくらい まさこ	東京医科大学救急・災害医学分野
河井 健太郎	かわい けんたろう	東京医科大学救急・災害医学分野講師
堀内 久徳	ほりうち ひさのり	東北大学加齢医学研究所基礎加齢研究分野教授
堀内 優	ほりうち ゆう	三井記念病院循環器内科
田邉 健吾	たなべ けんご	三井記念病院循環器内科部長
西 毅	にし たけし	千葉大学大学院医学研究院循環器内科学
小林 欣夫	こばやし よしお	千葉大学大学院医学研究院循環器内科学教授
阿古 潤哉	あこ じゅんや	北里大学医学部循環器内科学教授
矢﨑 義行	やざき よしゆき	東邦大学医療センター大橋病院循環器内科
山口 淳一	やまぐち じゅんいち	東京女子医科大学循環器内科講師
近藤 博和	こんどう ひろかず	天理よろづ相談所病院循環器内科
田﨑 淳一	たざき じゅんいち	京都大学大学院医学研究科循環器内科学 特定病院助教
上野 高史	うえの たかふみ	久留米大学病院循環器病センター教授
門田 一繁	かどた かずしげ	倉敷中央病院循環器内科主任部長
中川 義久	なかがわ よしひさ	天理よろづ相談所病院循環器内科部長
柴田 浩遵	しばた ひろゆき	大阪府済生会中津病院循環器内科
志手 淳也	して じゅんや	大阪府済生会中津病院循環器内科部長
伊苅 裕二	いかり ゆうじ	東海大学医学部循環器内科教授
山本 哲史	やまもと さとし	近森病院循環器内科部長
川井 和哉	かわい かずや	近森病院循環器内科主任部長
萩谷 健一	はぎや けんいち	榊原記念病院循環器内科
桃原 哲也	とうばる てつや	榊原記念病院循環器内科部長
高谷 具史	たかや ともふみ	兵庫県立姫路循環器病センター循環器内科医長
新家 俊郎	しんけ としろう	神戸大学医学部附属病院冠動脈疾患治療部准教授
塚原 健吾	つかはら けんご	藤沢市民病院循環器内科部長
日比 潔	ひび きよし	横浜市立大学附属市民総合医療センター 心臓血管センター准教授
小野 剛	おの つよし	東邦大学医療センター大橋病院循環器内科
掃本 誠治	ほきもと せいじ	熊本大学大学院生命科学研究部循環器内科学准教授
若槻 哲三	わかつき てつぞう	徳島大学病院循環器内科講師
田中 信大	たなか のぶひろ	東京医科大学八王子医療センター循環器内科教授
溝口 忠孝	みぞぐち ただたか	九州大学病院病態機能内科脳循環研究室
岡田 靖	おかだ やすし	国立病院機構 九州医療センター臨床研究センター長

村﨑かがり	むらさき かがり	東京女子医科大学循環器内科特任准教授
海北 幸一	かいきた こういち	熊本大学大学院生命科学研究部循環器内科学講師
山根 禎一	やまね ていいち	東京慈恵会医科大学循環器内科教授
中村啓二郎	なかむら けいじろう	東邦大学医療センター大橋病院循環器内科
鈴木 信也	すずき しんや	心臓血管研究所付属病院循環器内科医長
山下 武志	やました たけし	心臓血管研究所所長
池田 隆徳	いけだ たかのり	東邦大学医学部内科学講座循環器内科学分野教授

序文

　近年，これまでになく抗血栓療法に対する関心が高くなっていますが，それにはいくつか理由が考えられます．多くの新しい薬剤が登場し，研究会や講演会などを通じて抗血小板薬，抗凝固薬に関する知識・情報を収集する機会が自然と増えたこと．また，多くのエビデンスが集積してきており，最新の知識を得る必要性に迫られていることなどです．わが国は超高齢社会を迎え実臨床における対象症例は増加していますが，高齢者は多くのリスクを保有するため，さまざまな治療選択肢を考慮しなくてはなりません．結論が得られていない領域であるため，考え方を共有したいと思う人が少なくないといったことなどが背景になっていると思われます．

　一般的に脂質異常症治療薬や降圧薬など多くの薬剤は，作用が強力であればあるほど良く，有効性が高いと判断されます．しかし，抗血栓薬は少し様相が異なり，有効性と安全性のバランスが問われます．そのうえ，そのバランスは一律ではなく，患者背景，治療手技，病態などで違ってきます．また，継続ではなく途中で中断するといった治療選択肢があることは，他の薬剤と大きく異なっています．そうなると，比較検討試験の結果をそのまま鵜呑みにはできないことになります．どのように解釈すべきか，どのように臨床に応用すべきであるか，十分に考えなくてはなりません．実施された臨床試験の対象患者層はどこか，その統計学的な信頼性は十分なのか，頭の中で整理整頓が必要になります．しかし，それは容易なことではありません．

　そこで，今回の企画『抗血小板療法 エキスパートの"勘どころ"』の登場です．日常臨床で直面する難問に対して，各領域のエキスパートの"勘"を満載にしたのがこの本です．しかも，この勘はいわゆる山勘ではありません．知識と経験に裏打ちされたエキスパートならではの勘です．収載された抗血栓薬にまつわる情報は心血管のみでなく，脳血管障害，消化管出血など多岐にわたります．この贅沢な本で整理整頓されたエッセンスは，明日からすぐに臨床の現場で役立つこと間違いありません．短く簡潔に記載されたこの本はどの項目から読んでいただいても結構です．さて，どこから読もうかな？

2016年11月

中村正人

目 次

I なぜ抗血小板療法には"勘"が必要なのか　1

1 なぜ抗血小板療法には"勘"が必要なのか……………中村 正人　2

II 抗血小板療法のおさらい ―イマのコンセンサスとエビデンス　5

1 抗血小板薬の種類と作用機序……………………………西川 政勝　6
2 循環器疾患における抗血小板療法―コンセンサスとエビデンス
   A. 冠動脈疾患……………………………………………………………19
     ① 一次予防における抗血小板療法の立ち位置
　　　　　　　　　　　　　　　　　……………細田 勇人・安田 聡　19
     ② 急性冠症候群（ACS）……………………………………………22
　　　　a）ST上昇型急性心筋梗塞（STEMI）……川嶋 秀幸・上妻 謙　22
　　　　b）非ST上昇型心筋梗塞（NSTEMI）・不安定狭心症（UA）
　　　　　　　　　　　　　　　　　　……松浦 広英・柴田 剛徳　26
     ③ ステント（DES）留置後……………宮本 信三・中尾 浩一　29
     ④ ステント（BMS）留置後……………………………大塚 頼隆　34
     ⑤ その他の経皮的冠動脈インターベンション（PCI）治療
　　　　　　　　　　　　　　　　　　　　　　　……小川 崇之　38
     ⑥ 二次予防における抗血小板療法………向後 隆章・高山 忠輝　42
     ⑦ 心臓血管外科手術後……………………………………瀬在 明　49
   B. 下肢動脈疾患………………………………………………………52
     ① ステント留置後……………………………………曽我 芳光　52

②　バルーン拡張術後と鼠径靱帯バイパス術後 ……… 川﨑　大三　57
③　アテローム血栓症における薬物療法 ……………… 熊倉　久夫　62
C. 脳血管障害 ………………………………………………………… 65
①　脳出血における薬物療法 …………… 田尻　征治・橋本洋一郎　65
②　脳梗塞急性期 ………………………………………… 矢坂　正弘　71
③　脳梗塞慢性期 ……………………………… 黒田　淳哉・北園　孝成　73
④　ラクナ梗塞 ……………………………… 林　俊行・木村　和美　76
⑤　アテローム血栓性脳梗塞 …………………………… 山上　宏　78
⑥　頸動脈ステントや脳動脈瘤のコイル塞栓術後
　　　……………………………………… 天野　達雄・松丸　祐司　80

3　抗血小板療法の副作用とその対策 ……………………………… 82
　A. 出　血 ………………………………………………… 飯島　雷輔　82
　B. 消化性潰瘍 ……………………………… 櫻井　雅子・河井健太郎　86
　C. 薬剤抵抗性 …………………………………………… 堀内　久徳　88
　D. 非心臓手術時の対応 ………………………… 堀内　優・田邉　健吾　91

III　エキスパートの抗血小板療法の"勘どころ"　93

Q1　高齢のPCI後患者へのDAPTの使い方は？
　　　……………………………………………… 西　毅・小林　欣夫　94
Q2　PCI後（DES留置）の心房細動患者へのDAPTおよび
　　DOACの使い方は？ ………………………………… 阿古　潤哉　98
Q3　心不全患者に対して血栓症予防のために
　　抗血小板療法を行うべき？ ………………………… 矢﨑　義行　103
Q4　抗血小板薬にPPIの併用は必須？ ……………… 山口　淳一　108
Q5　アスピリン抵抗性は評価すべき？ ……… 近藤　博和・堀内　久徳　112
Q6　血小板機能検査は行うべき？ …………………… 西川　政勝　116
Q7　遺伝子多型を検査すべき？ ……………… 田﨑　淳一・堀内　久徳　119

Q8	抗血小板薬投与中，出血イベントを起こしたときの対応は？ ………………………………………… 上野 高史 124
Q9	ステント血栓症を合併したときの対応は？ ………… 門田 一繁 127
Q10	P2Y$_{12}$受容体阻害薬単剤使用は有効？ ………… 中川 義久 130
Q11	第二世代 DES では DAPT 期間は短くてよい？ ……………………………………………………… 柴田 浩遵・志手 淳也 134
Q12	PCI 時における出血イベントを回避する手段は？ …… 伊苅 裕二 138
Q13	抗血小板薬内服中の患者が ACS で搬送されてきたら？ ……………………………………………………… 山本 哲史・川井 和哉 141
Q14	経過観察中に癌が見つかったときの対応は？ ……………………………………………………… 萩谷 健一・桃原 哲也 144
Q15	抗血小板薬についての海外のエビデンスは日本で代用可能？ ……………………………………………………… 高谷 具史・新家 俊郎 148
Q16	現在進行中の臨床試験で何がわかるのか？ ……………………………………………………… 川嶋 秀幸・上妻 謙 152
Q17	loading はカテーテル検査後では遅い？ …… 塚原 健吾・日比 潔 156
Q18	糖尿病患者ではなぜ血小板抑制作用がばらつくのか？ ……………………………………………………… 小野 剛 160
Q19	慢性腎臓病（CKD）患者の血小板機能は？ ………… 掃本 誠治 164
Q20	カテーテル治療で血小板凝集能は亢進する？ ……… 若槻 哲三 169
Q21	抗血小板薬を再開するときには loading すべき？ …… 田中 信大 173
Q22	抗血小板薬の新薬の動向は？薬剤選択への影響は？ ……………………………………………………… 中村 正人 176

付録① 念のため抗凝固療法もおさらい　181

Q1	抗凝固薬の種類とその作用機序は？ ……… 溝口 忠孝・岡田 靖 182
Q2	抗凝固薬の用量調節は？ …………………………… 村﨑かがり 186
Q3	抗凝固療法中の周術期の管理は？ ………… 堀内 優・田邉 健吾 189

Q4	出血イベントを合併したときの対応は？……………海北 幸一	191
Q5	心房細動に対するカテーテルアブレーション後の 抗凝固療法は？………………………………………山根 禎一	193
Q6	除細動を行うときの薬物治療は？………中村啓二郎・中村 正人	195
Q7	抗凝固薬についての海外のエビデンスは日本で代用可能？ ………………………………………………鈴木 信也・山下 武志	199
Q8	PT-INRの値がふらつく要因は？どう対応すればよい？ …………………………………………………………池田 隆徳	202

付録② おもな抗血栓薬一覧　　　205

索　引 ……………………………………………………………… 213

謹告　編者，著者ならびに出版社は，本書に記載されている内容について最新かつ正確であるよう最善の努力をしております．しかし，薬の情報および治療法などは医学の進歩や新しい知見により変わる場合があります．薬の使用や治療に際しては，読者ご自身で十分に注意を払われることを要望いたします．

株式会社　南江堂

I

なぜ抗血小板療法には "勘" が必要なのか

I なぜ抗血小板療法には"勘"が必要なのか

1 なぜ抗血小板療法には "勘" が必要なのか

　虚血性心疾患における抗血小板療法の在り方は，エビデンスの積み重ねによって大きく変化してきました．このため，最初に経皮的冠動脈インターベンション（percutaneous coronary intervention：PCI）にまつわる抗血小板療法の歴史を少し振り返ってみたいと思います．

　虚血性心疾患予防のための抗血小板療法といえばアスピリンであり，用量をどのようにすべきかといった議論はありましたが薬剤選択で迷う必要はありませんでした．したがって，PCIの創成期には疑う余地もなくアスピリンの永続投与が必須でした．ところがステントの登場により，これが大きく変わることとなります．ステント血栓症の防止に，チエノピリジン系薬チクロピジンとアスピリンの抗血小板薬2剤併用療法，いわゆるDAPT（dual antiplatelet therapy）が有効であることが示されたからです．こうしてDAPTが新たな選択肢として加わりましたが，当時はベアメタルステントが主流であったことからDAPTの期間は2～3ヵ月が通常であり，長期DAPTという考え方はありませんでした．そのようななか，クロピドグレルの登場によりDAPTはより身近なものとなりました．本薬剤により副作用の懸念が大幅に低下し，loadingは急性冠症候群（acute coronary syndrome：ACS）の治療成績を改善することが示されたからです．ガイドラインでもACSに対しては1年間のDAPT継続が推奨されることとなりました．しかし，クロピドグレルを用いたDAPTの心血管イベントの防止効果はアスピリン単独を20%程度上回るのみで，クロピドグレルの血小板機能抑制効果にはばらつきがあり，効果不十分な症例が少なくないことも報告されました．したがって早期に確実に効果を発現する強力なP2Y$_{12}$受容体阻害薬が望ましいと考えられる

ようになり，プラスグレルや ticagrelor が登場，臨床における優越性も示されました．理論どおり，強力な抗血小板薬は予後改善に重要であることが示されたのです．

ところが近年，このような抗血小板療法の光の部分のみでなく，影の部分も次第に強調されることになりました．クロピドグレル loading の有効性を示した CURE 試験でも，DAPT はアスピリン単独よりも出血イベントは多かったのですが，当時は心血管イベント発生率が高くその抑制に主眼が置かれたため，臨床的に大きな問題としては取り上げられませんでした．しかし，ストロングスタチンや強力な降圧薬の登場などにより治療成績，イベント抑制効果が高まってくると，出血イベントは無視できないものと認識されるようになりました．ちょうど薬剤溶出性ステント（drug eluting stent：DES）が登場し，超遅発性ステント血栓症（very late stent thrombosis：VLST）を防止するためには永続的な DAPT 服薬が望ましいと考えられていたころであり，DAPT による出血イベントが大きくクローズアップされることとなりました．結果として，DAPT 継続のメリット，すなわちイベント抑制と出血イベントリスクのバランスが問われるようになりました．第二世代の DES はステント血栓症のリスクが低いことから，DAPT 期間の短縮は可能であるとする報告が相次ぎましたが，最大規模の無作為化比較試験である DAPT 試験では DAPT の 30 ヵ月継続は心血管イベントの抑制に有用であることが示され，DAPT の意義はステント血栓症のみでなく，心血管イベント抑制においても認められることが明らかになりました．メタ解析の結果も，DAPT 継続は心血管イベントを減らすメリットと出血イベントを増加させるデメリットの拮抗バランス上にあることを示しています．これら一連の結果は，DAPT 投与期間について総論で結論づけることは困難であり，個別化対応が重要であることを示唆しています．個々の症例でリスクとベネフィットを勘案して DAPT 期間を決定する必要があるでしょう．実際 PARIS registry では，DAPT の継続を基準とした場合，主治医の判断による DAPT の中止は成績改善につながりますが，自己判断や出血による中止，手術による中断は心血管イベントのリスクを高めることが示されています．医師の判断による中断に明確な基準があったわけではないため，いわゆる"勘"に基づいた判断が有益であったともいえます．極端にいえば，医師の"勘が冴えているか否か"がリスク

にもベネフィットにもつながると解釈できます．したがって，抗血小板療法には"勘"が必要なのかと聞かれたら，答えはYesでしょう．とはいえ純粋な"勘"ではなく，エビデンスを駆使したうえでの直観ともいえる"勘"です．これが，本書を編集するきっかけにもなっています．現状，エビデンスのみでDAPT期間を的確に判断することは困難なため，漠然として雲をつかむような判断基準から，各自が"勘"を働かせるのが，予後改善の鍵となっています．

［中村 正人］

II

抗血小板療法のおさらい
―イマのコンセンサスとエビデンス

II 抗血小板療法のおさらい―イマのコンセンサスとエビデンス

1 抗血小板薬の種類と作用機序

血小板はトロンビン,エピネフリン,トロンボキサン A_2（TXA_2）などのアゴニスト,von Willebrand 因子（vWF）やコラーゲンなどの粘着反応,ずり応力などの機械的刺激といった種々の刺激により活性化されます．抗血小板薬の作用メカニズムは，種々の刺激による血小板活性化シグナルを阻害するものと，抑制シグナルである環状アデノシン一リン酸（cyclic AMP：cAMP）またはグアノシン一リン酸（cyclic GMP：cGMP）の産生を増加させるものに大別されます．抑制シグナルを増強する薬剤は，血小板機能を阻害するとともに血管弛緩作用などの薬理作用を有しています．

表1に各種抗血小板薬の分類を，図1におもな抗血小板薬の作用機序を示します[1]．

1 血小板活性化シグナルを阻害する薬物

a アゴニストの阻害

1）抗トロンビン薬

アルガトロバンは，トロンビンを不活性化するアンチトロンビンⅢを介さずにトロンビンを直接阻害する静注抗凝固薬ですが，トロンビンによる血小板凝集を抑制することができます．本剤の適応は，①脳血栓症急性期（ラクナ梗塞を除く），②末梢動脈疾患（peripheral arterial disease：PAD），③先天性アンチトロンビンⅢ欠乏患者およびアンチトロンビンⅢ低下を伴う患者

表1 抗血小板薬の分類

血小板活性化シグナルを阻害する薬物	アゴニストの阻害	抗トロンビン薬	アルガトロバン（注射：ノバスタン® HI，スロンノン® HIなど），hirudin，hirulog，トロンボモデュリン アルファ（注射：リコモジュリン®），ダビガトラン（経口：プラザキサ®）
		PAF アンタゴニスト	Lexipafant, SR27417, TCV-309, SM-12502, R-272417, E5880, E6183
	受容体阻害薬	5-HT$_2$遮断薬	サルポグレラート（経口：アンプラーグ®など）
		P2Y$_{12}$受容体阻害薬　チエノピリジン系薬	チクロピジン（経口：パナルジン®など），クロピドグレル（経口：プラビックス®など），プラスグレル（経口：エフィエント®）
		P2Y$_{12}$受容体阻害薬　非チエノピリジン系薬	ticagrelor（経口：Brilinta®, Brilique®），cangrelor（注射：Kengreal®, Kengrexal®）
		トロンビン受容体（PAR-1）阻害薬	vorapaxar（Zontivity®），atopaxar
		GPⅡb/Ⅲa阻害薬　抗GPⅡb/Ⅲaモノクローナル抗体	abciximab（c7E3 Fab, ReoPro®）
		GPⅡb/Ⅲa阻害薬　蛇毒およびヒルから分離したRGD含有低分子蛋白（disintegrin）	barbourin, echistatinなど
		GPⅡb/Ⅲa阻害薬　RGD含有，KGD含有環状ペプチド	eptifibatide（Integrilin®）
		GPⅡb/Ⅲa阻害薬　非ペプチド性アンタゴニスト	非経口薬：tirofiban（Aggrastat®），lamifiban, fradafiban 経口薬：xemilofiban, orbofiban, lefradafiban, sibrafiban, roxifiban
		GPⅠb/Ⅸ阻害薬	AJW200（AJvW-2），GPⅠbモノクローナル抗体，リコンビナントGPⅠbフラグメント，aurintricarboxylic acid（ATA）
	アラキドン酸代謝の阻害	COXの阻害薬	アスピリン（経口：バイアスピリン®，バファリン®など），pamicogrel
		TXA$_2$合成酵素阻害薬	オザグレル（注射：カタクロット，キサンボンなど），KDI792, mitrodast, isbogrel
		EPA-E	イコサペント酸エチル（経口：エパデール®など）

表1 つづき

血小板の抑制性シグナルを促進する薬物	cAMPの増加	アデニル酸シクラーゼ活性化薬	PGE$_1$およびその誘導体	アルプロスタジル（注射：パルクス®，リプル®など），リマプロスト（経口：オパルモン®，プロレナール®など）
			PGI$_2$およびその誘導体	ベラプロスト（経口：ドルナー®，プロサイリン®など），エポプロステノール（注射：フローラン®など），clinprost, epoprostenol, pimilprost
		ホスホジエステラーゼ（PDE-3）阻害薬	シロスタゾール（経口：プレタール®など），<u>anagrelide</u>, ibudilast
	cGMPの増加	グアニル酸シクラーゼ活性化薬	NO（EDRF），ニトログリセリン，SIN-1
		ホスホジエステラーゼ-5（PDE-5）阻害薬	ジピリダモール（ペルサンチン®など），<u>aspirin/dipyridamole</u>合剤（Asasantin®）
その他の機序による抗血小板薬			膜安定化薬，ジラゼプ

PAF：platelet activating factor（血小板活性化因子），下線は欧米にて市販中の薬剤，後発品のある薬剤は商品名に「など」をつけた．

の血液透析時，④ヘパリン起因性血小板減少症（heparin-induced thrombocytopenia：HIT）2型における血栓症の発症抑制です．その他の非経口直接トロンビン阻害薬としてトロンボモデュリン アルファ（リコモジュリン®）があり，播種性血管内凝固症候群（disseminated intravascular coaglation：DIC）の治療に用いられています．また，経口トロンビン阻害薬としてはダビガトラン（プラザキサ®）があり，心房細動における心原性脳塞栓症や血栓塞栓症に適応があります．

2）受容体阻害薬

a）5-HT$_2$遮断薬

サルポグレラートは，血小板膜上に存在する5-HT$_2$受容体を遮断してセロ

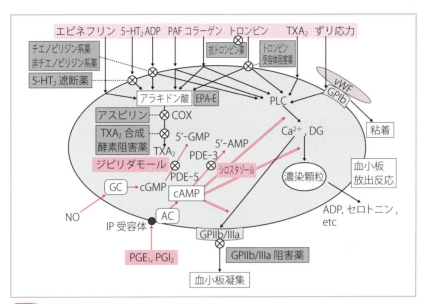

図1 抗血小板薬の作用機序

TXA$_2$：thromboxane A$_2$, 5-HT：Serotonin, vWF：von Willebrand factor, COX：cyclo-oxygenase, AC：adenylate cyclase, GC：guanylate cyclase, PDE：phosphodiesterase, PLC：phospholipase C, DG：diacylglycerol, PAF：platelet activating factor, ADP：adenosine diphosphate

トニンによる血小板凝集の増強を抑制するとともに，セロトニン刺激による血管収縮を抑制します．ヒトにおいてはセロトニン凝集効果がきわめて弱いため，単剤使用では弱い凝集抑制効果しか認めません．本剤はPADに保険適用がありますが，エビデンスはありません．脳梗塞の再発予防に関するアスピリンとの無作為化比較試験（RCT）S-ACCESSがわが国で実施されましたが，一次エンドポイントの脳梗塞再発予防に関する非劣性条件は満たさなかったので，適応にはなりませんでした．出血性副作用はアスピリンに比べ低頻度でした．

b）P2Y$_{12}$受容体阻害薬

P2Y$_{12}$受容体阻害薬には，①プロドラッグであるチエノピリジン系薬（チクロピジン，クロピドグレル，プラスグレル）と②非チエノピリジン系薬（ticagrelor, cangrelor）があります（図1, 2）．血小板膜上に存在するADP受容体は，G蛋白共役型のP2Y$_1$とP2Y$_{12}$（P2T$_{AC}$），およびイオンチャネル連

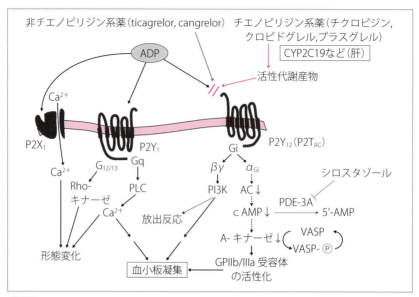

図2 P2Y₁₂受容体阻害薬による凝集抑制機序
PLC：phospholipase C，PI3K：phosphatidyl inositol 3-kinase，AC：adenyl cyclase，VASP：vasodilator stimulated phosphoprotein，PDE：phosphodiesterase

結型のP2X₁という3種類のサブタイプより構成されていることが明らかにされています（図2）．P2Y₁にはGqとG₁₂/₁₃がカップリングしGq蛋白によりホスホリパーゼC（PLC）が活性化され，またG₁₂/₁₃によりRho/Rho-キナーゼ系が活性化され，血小板の形態変化（shape change）や一時的な凝集（transient aggregation）が起こります．P2Y₁₂にはGi蛋白がカップリングしており，ADP刺激によりアデニル酸シクラーゼの活性が抑制されます．その結果，cAMPの産生は抑制され継続的凝集（sustained aggregation）や放出反応の増強（potentiation of platelet secretion）が起こります．P2X₁については，ADP刺激によりCa²⁺の流入が起こりますが，詳しい機能はまだ不明です．

チエノピリジン系薬はすべてプロドラッグであり，薬物代謝酵素である肝臓のチトクロームP450（CYP）（おもにCYP2C19）により代謝されることで活性代謝物が生成され，ADP受容体P2Y₁₂に特異的に結合し，ADP刺激によ

る血小板凝集を不可逆的に抑制します．また，動脈狭窄部位で生じるずり応力刺激による血小板凝集を抑制します．クロピドグレル（プラビックス®など）はチクロピジンの副作用（肝障害，白血球減少症）を軽減した誘導体であり，1996年にアテローム血栓症患者を対象に行われたCAPRIE試験をはじめ多くのRCTが行われています．クロピドグレルは，虚血性脳血管障害（心原性脳塞栓症を除く）後の再発抑制，経皮的冠動脈インターベンション（percutaneous coronary intervention：PCI）が適用される急性冠症候群（acute coronary syndrome：ACS）（不安定狭心症，非ST上昇型心筋梗塞）などに幅広く全世界で使われています．クロピドグレルのADP凝集抑制作用は個人差が大きく，抑制作用の弱い場合（一般的には，ADP凝集抑制が30％以下，または全血凝集計VerifyNow®-P2Y12では＞230PRU）をクロピドグレル不応症（またはレジスタンス）とよんでおり，臨床的に虚血イベント（特にステント血栓症）と関連することが報告されています．クロピドグレル不応症の機序としては，服薬コンプライアンスの問題，腸管からの吸収効率，薬物代謝酵素CYP2C19の遺伝子多型などの関与が考えられます．CYP2C19機能喪失型（*2，*3アレイ）の遺伝子多型が欧米人に比し日本人で頻度が高く，クロピドグレル不応症の頻度は高いことが明らかとなっています．

　プラスグレル（エフィエント®）は，クロピドグレルより強力な第三世代チエノピリジン系薬としてわが国で開発され，欧米での大規模臨床試験TRITON-TIMI 38により欧米で承認され，わが国ではPCIが行われる虚血性心疾患に適応を有しています．TRITON-TIMI 38試験では，プラスグレルの投与量はloading 60 mg，維持量10 mg/日であり，臨床効果のネットベネフィットは証明されたものの，大出血の危険因子としては75歳以上の高齢者，60 kg以下の低体重，脳梗塞/一過性脳虚血発作（transient ischemic attack：TIA）の既往であり，欧米でのプラスグレル投与の制限事項となりました．しかし，わが国では欧米用量の1/3（loading 20 mg，維持量3.75 mg/日）にて冠動脈領域のPCIで2つの治験（PRASFIT-ACS試験およびPRASFIT-ELECTIVE試験）が行われ[2]，良好な成績が得られ市販となりました．プラスグレルの特徴は，効果発現が早く，日本人に多いCYP2C19の機能喪失型遺伝子多型の影響が少ないことです．現在，脳梗塞の治験（PRASTRO試験）が進行中です．

ticagrelor（Brilinta®，Brilique®）はアデノシン誘導体で，その特徴としてチエノピリジン系薬と異なりCYPで代謝活性化される必要がなく，直接血小板$P2Y_{12}$受容体に作用するため，抗血小板作用が迅速に発現し薬理作用も可逆的です．そのため，1日2回投与が必要です．ticagrelorは欧米にて大規模な治験（PLATO試験）がなされ，海外ではACSに使用されています．注意点としては，アスピリンとticagrelor併用療法時にはアスピリン用量を100 mg/日の少量にすること，副作用として呼吸困難（14％）が指摘されていることです．ticagrelorについては，わが国でもPCI施行のACS患者を対象にしたアスピリン＋クロピドグレルとアスピリン＋ticagrelorのRCT（PHILO試験）が実施されています．その他多くの臨床試験が海外で実施されています．ticagrelorは，アデノシントランスポーター（ENT-1）を抑制すること，すなわちアデノシン再吸収を阻害することも報告されており，$P2Y_{12}$阻害作用とともに薬効作用に影響を及ぼしている可能性が指摘されています．$P2Y_{12}$受容体阻害薬に直接作用する注射薬としてはcangrelor（Kengreal®，Kengrexal®）が開発されており，欧米で治験が実施され，冠動脈疾患のPCI施行例への適応で2015年に米国FDA，欧州当局が承認しました．副作用は呼吸困難（1.2％），出血などです．

c）トロンビン受容体（PAR-1）阻害薬

トロンビン受容体は，G蛋白共役膜貫通型受容体（protease-activated receptor：PAR）でトロンビンが細胞外ドメインであるヒルジン様配列に結合し，N末領域のArg41-Ser42部位を切断し生じた新たなN末端が，リガンドとしてPARの2番目の細胞外ループに結合し，PARを活性化します．PARにはPAR-1，PAR-3，PAR-4の3種類があり，ヒト血小板にはトロンビン高親和性のPAR-1と低親和性のPAR-4が存在していますが，トロンビンの作用はおもにPAR-1を介して発現しています．アテローム血栓症部位では組織因子やトロンビンの生成が亢進しており，PAR-1はアテローム血栓症やPCI後の再狭窄病変に深く関与していることが示唆されます．PAR-1阻害薬としてはvorapaxarおよびatopaxarが開発され，治験が終了しています．開発当初，PAR-1阻害薬は凝固能や出血時間を延長させず出血性合併症が少ないことが期待されましたが，vorapaxarはRCT（TRACER試験）で大出血，特に頭蓋内出血が増加することが指摘されました．心筋梗塞患者で実施された大

規模臨床試験（TRA 2P-TIMI 50．26,000人，アスピリン＋クロピドグレルに加えてvorapaxarまたはプラセボを投与した比較試験）では，ネットベネフィットが示されましたが，大出血のリスクは増加することが報告されました．米国FDAはvorapaxar（Zontivity®）を心筋梗塞患者のアテローム血栓症の治療薬として承認しましたが，出血のハイリスク因子である70歳以上の高齢者，60 kg以下の低体重，脳梗塞/TIAの既往，脳出血既往例および高度腎障害例は投与除外項目を設け承認要件としています．わが国では承認されていません．

d）GPⅡb/Ⅲa阻害薬

刺激の種類にかかわらず，血小板凝集の最終段階がGPⅡb/Ⅲaとフィブリノーゲンやv WFの相互作用であることから，いかなる刺激による血小板凝集でも抑制することができる強力な血小板凝集抑制薬としてGPⅡb/Ⅲa阻害薬が開発されました．最初に臨床応用されたのはGPⅡb/Ⅲaに対するヒト化モノクローナル抗体c7E3〔abciximab（ReoPro®）〕で，大規模臨床治験よりPCIの血栓予防やACSの予後改善に有効であることから欧米で用いられていますが，日本では承認されていません．数多くのものが開発されましたが，米国FDAが認可したのはabciximab, eptifibatide（Integrilin®），tirofiban（Aggrastat®）の3つでいずれも注射薬です（**表1**）．

3）アラキドン酸代謝の阻害

a）シクロオキシゲナーゼ（COX）阻害薬

COXは，さまざまな組織や細胞に初めから構成的に存在するCOX-1（constitutive-type：構成型）と，炎症時にその発現が誘導され血小板には存在しないCOX-2（inducible-type：誘導型）に分けられます．アスピリンは現在世界でもっとも頻用されている抗血小板薬で，基礎から臨床まで幅広く研究が進んでいます．作用機序としては，血小板内のCOX-1のセリン残基をアセチル化し，COX-1を不可逆的に失活させアラキドン酸からのTXA_2生成を阻害することで血小板凝集を抑制します．アスピリンはTXA_2依存性活性化経路のみに作用するため，アラキドン酸および低濃度コラーゲン凝集やADP凝集の二次凝集は抑制しますが，TXA_2の関与の少ない高濃度コラーゲンおよびトロンビン凝集やずり応力凝集は抑制しません．アスピリンが体内で抗血小板効果を発揮するには，TXA_2産生の90％以上の抑制が必要である

ことが明らかとなっています．血管内皮細胞ではプロスタサイクリン（PGI_2）合成酵素によりPGI_2が産生され，この物質の半減期は短いものの強力な血管拡張作用や抗血小板作用を有しています．高用量アスピリンを用いると，血小板TXA_2産生を抑制するばかりでなく血管におけるPGI_2の産生をも抑制するため，抗血栓性に作用する（アスピリンジレンマ）と懸念されていましたが現在疑問視されています．最近アスピリンには，単球の遊走抑制，血管平滑筋増殖の抑制，低酸素による血管攣縮の抑制などCOX阻害作用とは異なる多面的な薬理作用も報告されています．ATTメタ解析（2002年）[3]や消化器系副作用の軽減などの観点から，アスピリン少量投与（81 mg/日または100 mg/日）が動脈血栓症の再発予防の適切量とされています．アスピリンの最大の問題点は出血性合併症で，特に上部消化管出血（アスピリン潰瘍）です．アスピリンは上部消化管で吸収されるため，高濃度のアスピリン（>300 mg/日）ではCOX-1ばかりでなくCOX-2も阻害します．よって消化管粘膜防御的に作用するプロスタグランジンの産生を阻害し出血が引き起こされると考えられることから，出血対策の点からも少量投与が推奨されるわけです．消化管出血のリスクが高い場合には，潰瘍予防対策（プロトンポンプ阻害薬またはファモチジン投与など）が必要です．アスピリンの血栓予防効果は出血性合併症の発症リスクを上回らずネットベネフィットが期待できないことから，米国FDAは2014年に一次予防にアスピリンは使うべきではないとしています．

b）TXA_2合成酵素阻害薬

オザグレルは選択的TXA_2合成酵素阻害薬で，TXA_2産生を抑制し抗血小板作用を示します．本剤は，生体内ではTXA_2産生を抑制しますが，凝集作用を有するプロスタグランジンエンドペルオキシドの産生は抑制しないため，アラキドン酸凝集やコラーゲン凝集は完全には抑制しません．また，血管収縮作用を抑制する作用を有しています．オザグレル（注射剤）は，くも膜下出血術後の脳血管攣縮およびこれに伴う脳虚血症状の改善，脳血栓症（急性期）に伴う運動障害の改善に適応となっています．

c）エイコサペンタエン酸エチル（EPA-E）

エイコサペンタエン酸は，いわしなどの青魚の魚油中に含まれる多価不飽和脂肪酸で，魚肉を主食とするグリーンランドのエスキモーに虚血性心疾患

の発症が少ないことがきっかけとなり発見されました．EPA-E はエイコサペンタエン酸をエチル化することにより高純度（＞85％）にした製剤であり，本邦で開発されたものです．EPA-E を長期摂取すると血小板膜リン脂質中のアラキドン酸と置換され，TXA_2 合成を抑制します．また，血小板膜リン脂質中に取り込まれた EPA-E はアラキドン酸と同様，ホスホリパーゼ A_2 により遊離し COX により代謝されますが，EPA-E からは PGI_2 と同様の抗血小板作用や血管拡張作用を有する PGI_3 と，血小板凝集作用を有しない TXA_3 が産生されることが知られています．このことは EPA-E の抗血栓性を考えるうえで重要です．また，EPA-E は脂質低下作用なども併せ持ちます．効果発現には長期投与が必要ですが，副作用も少なく高齢者にも比較的安全に長期投与できます．JELIS 試験はスタチン（プラバスタチンまたはシンバスタチン）の投与患者を対象として日本で行われた RCT（非盲検）で，EPA-E の虚血性心疾患の発症抑制効果を検討した試験であり，主解析において主要冠動脈イベントの再発予防は EPA-E 群が対照群に比して有意に高いことが示されています．

2　血小板の抑制性シグナルを促進する薬物

　これらの薬剤に共通するのは，いずれも環状ヌクレオチドを増加させることにより，抗血小板作用ばかりでなく血管平滑筋抑制作用，内皮保護作用を併せ持つことです．これらの薬剤は，閉塞性動脈硬化症や閉塞性血栓血管炎（Buerger 病）などの PAD の QOL を改善する効果はあるものの，単独投与では虚血性疾患の再発予防に関してはシロスタゾールを除いてエビデンスが得られていません．また，これらの薬剤は血管拡張作用のため頭痛，ほてり，動悸などの副作用が出ることがあります．

ⓐ cAMP の増加

1）アデニル酸シクラーゼ活性化薬

　プロスタグランジン E_1（PGE_1）（PGE_1 誘導体を含む）および PGI_2 誘導体は，それぞれ EP 受容体および IP 受容体に結合することによりアデニル酸シ

クラーゼを活性化し cAMP 量を増加させ，血管拡張作用，抗血小板作用を有する薬剤で，PAD に臨床適応されています．プロスタグランジン製剤の薬理作用は，静脈系にはなく動脈血管のみに存在することなどといった，IP 受容体の組織分布に依存しています．

　アルプロスタジルは静注用 PGE_1 製剤で，脂肪乳剤化した PGE_1（リポ PGE_1）があります．エポプロステノールは静注用 PGI_2 誘導体であり，強力な血管拡張作用および抗血小板作用を有し，原発性肺高血圧症に適応があります．リマプロスト アルファデクスは経口の PGE_1 誘導体であり，PGE_1 よりも抗血小板作用が強く，血管拡張作用・血流増加作用も強力とされています．これらの 3 剤は血管拡張薬として分類されていますが，経口 PGI_2 誘導体であるベラプロストは抗血栓薬として分類されています．ベラプロストは，わが国では①PAD，②原発性肺高血圧症に保険適用があります．欧州にて行われた間欠性跛行症例〔上下肢血圧比（ABI）＝0.7〕を対象に行われたプラセボ比較試験（BERC-I，BERC-2）では，トレッドミルテストによる歩行距離の有意な延長を認めましたが，米国で行われた臨床試験（762 例）では有効性が確認されませんでした．

2) ホスホジエステラーゼ（PDE）-3 阻害薬

　シロスタゾールは PDE-3A を特異的に阻害し，血小板内の cAMP を増加させ血小板機能を抑制するとともに，血管平滑筋の cAMP も増加させ血管拡張作用や増殖抑制作用も有します（図 1）．PDE-3 は動脈ばかりでなく静脈にも存在することや特徴的な組織分布から，シロスタゾールは cAMP 上昇作用を有するプロスタグランジン製剤とは異なる薬理作用を有しています．シロスタゾールは PDE-3 の抑制作用に加えてアデノシンの細胞内の取り込みを阻害する作用も有しており，循環血液中に増加したアデノシンが cAMP による抗血小板作用や平滑筋弛緩作用を増強することが明らかにされました．シロスタゾールの特徴として，出血時間を延長しないため，他の抗血小板薬と併用しても出血の助長作用がないことも利点です．おもな副作用としては頻脈，頭痛などの血管拡張作用による症状があげられます．

　米国心臓病学会（ACC）/米国心臓協会（AHA）や TransAtlantic Inter-Society Consensus（TASC）Ⅱにおける PAD 治療ガイドラインでは，中等から重症の間欠性跛行があり運動療法の効果がない患者で，手術やカテーテル

治療の適応がない場合には，シロスタゾールが推奨されています（Grade 1A）[4]．日本で行われた脳梗塞患者を対象としたプラセボとのRCT（CSPS 1）とアスピリンとのRCT（CSPS 2）[5]で脳梗塞再発予防に有用であり，出血の副作用がアスピリン群より有意に少ないことが示され，脳梗塞再発予防の保険適用となっています．経皮的経管冠動脈形成術（percutaneous transluminal coronary angioplasty：PTCA）後のアスピリン，クロピドグレル投与中の患者705名に対するシロスタゾールの上乗せ効果をみたRCT（CREST試験）において，シロスタゾール群のほうが有意に再狭窄を予防しました．また，これは糖尿病併存患者では特に有意であったと報告されています．薬剤溶出性ステント（drug eluting stent：DES）を施行された糖尿病患者で，アスピリン，クロピドグレル投与中の患者400名に対し，シロスタゾールを追加するRCT（DECLARE-DIABETES試験）において6ヵ月後のステント内径（閉塞）をみたところ，シロスタゾール群のほうが有意に狭窄を抑えたという報告があります．

b cGMPの増加

　ジピリダモールは，PDE-5を阻害することでおもにcGMPを増加させ，抗血小板作用や血管拡張作用を有する薬剤です（図1）．本剤はずり応力凝集はほとんど抑制せず，高用量（300〜400 mg/日）を用いないと血小板凝集能抑制も観察されません．欧州で脳梗塞症例を対象に行われた大規模臨床試験（ESPS-2）では，アスピリン（50 mg/日）＋ジピリダモール徐放錠（400 mg/日）併用療法群で，それぞれの単独投与群やプラセボ群より心血管イベント（心筋梗塞，脳梗塞，血管死）が有意に減少することが報告されています．欧米では，脳梗塞の再発予防にアスピリンとジピリダモールの合剤（Asasantin®，Aggrenox®）が承認されています．虚血性脳梗塞後の再発予防におけるAsasantin®群とクロピドグレル群のRCT（PRoFESS試験，20,332名）では，非劣性条件を満たさず両群はほぼ同等の脳梗塞再発率でしたが，出血性合併症はクロピドグレル群が有意に低くなりました．

　血栓症の予防と治療成績向上のため，個々の患者に応じた適切な薬剤の選択，作用機序の異なる抗血小板薬の併用療法などが重要であり，そのために

は抗血小板薬の作用機序と特徴や副作用を知ることは必須です．最近の知見を交えて概説しました．

文献

1) 西川政勝，ほか：抗血小板薬の種類とその作用メカニズムの概略．医学のあゆみ **228**：949-956，2009
2) Saito S, et al：Efficacy and safety of adjusted-dose prasugrel compared with clopidogrel in Japanese patients with acute coronary syndrome：the PRASFIT-ACS Study. Circ J **78**：1684-1692, 2014
3) Antithrombotic Trialists' Collaboration：Collaborative meta-analysis of randomised trials of antiplatelet therapy for prevention of death, myocardial infarction, and stroke in high risk patients. BMJ **324**：71-86, 2002
4) Sobel M, et al：Antithrombotic therapy for peripheral artery occlusive disease：American College of Chest Physicians Evidence-Based Clinical Practice Guidelines（8th Edition）. Chest **133**：815S-843S, 2008
5) Shinohara Y, et al：Cilostazol for prevention of secondary stroke（CSPS 2）：an aspirin-controlled, double-blind, randomised non-inferiority trial. Lancet Neurol **9**：959-968, 2010

［西川 政勝］

II 抗血小板療法のおさらい―イマのコンセンサスとエビデンス

2 循環器疾患における抗血小板療法
―コンセンサスとエビデンス
A. 冠動脈疾患

1 一次予防における抗血小板療法の立ち位置

　心血管イベントの二次予防における抗血小板療法の位置づけについては，多くのエビデンスが蓄積されています．一方，一次予防については，有効との報告もありますがいまだ評価は確立しているとは言い難い現状があります．実際，臨床の現場に目を向けてみると，漠然と一次予防としてアスピリンが処方されている状況を目にすることがありますが，抗血小板療法の一次予防における現状を理解したうえで処方を行えているでしょうか？
　本項では，一次予防における抗血小板療法の代表的なエビデンスを紹介し，一次予防における抗血小板療法の現在の立ち位置を明確にしていきたいと思います．

1 欧米におけるアスピリンの一次予防に関するエビデンス

　まず，抗血小板薬のなかで一次予防について多くの臨床的評価がなされているアスピリンについて解説していきます．2000年頃までは，アスピリンの一次予防の有効性を示す多くの報告がありました．最初の報告は1989年のPHS試験[1]で，22,071人の健常男性医師を対象としアスピリンの投与を行ったところ，心筋梗塞が44％減少し注目されました．その後もいくつかの臨床試験にて一次予防の有効性が証明されました．しかし，2002年にそれらを含めたメタ解析（合計5.3万症例）が発表されたところ，アスピリン投与で心

血管イベントが28％減少すると報告されましたが，全死亡率においては有意差を認めませんでした．そのうえ，消化管出血が70％も上昇することが示されました[2]．一次予防を考える際，薬物治療の介入による心血管イベント発症率の低下が，治療薬による副作用を大きく上回らなくては有用とはいえません．そこで，アスピリン投与におけるリスクとベネフィットを検討したうえで，恩恵を受ける可能性のある群を特定する必要が出てきました．

2001年に報告されたPPP研究に代表されるように，冠危険因子に基づきリスクを算出し，アスピリン投与が効果を示す群を検討する試みが行われました．リスク算出にはFraminghamスコアが使用され，今後10年間における心血管リスクが10％以上の症例にアスピリンの投与を検討することが勧められました．

2 本邦におけるアスピリンの一次予防に関するエビデンス

欧米人よりも冠疾患発生率が低く，出血イベントが多いといわれる日本人においては，一次予防でのアスピリン投与がより限定的な有効性しか示さない可能性が考えられました．本邦の『循環器疾患における抗凝固・抗血小板療法に関するガイドライン（2009年改訂版）』では，複数の冠危険因子をもつ高齢者に対するアスピリン投与がクラスⅡと分類されています．さらに欧米人と比べて日本人の場合，より多数の危険因子が集積したマルチプルリスクファクター群が動脈硬化イベントの発症要因として重要であると述べられています．本邦の冠危険因子をもつ群に対する一次予防としてのアスピリン投与に関しては，2008年にJPAD[3]が報告されています．2型糖尿病で動脈硬化性疾患の既往のない2,539人を対象とし，アスピリン投与における動脈硬化イベント発症率を比較したものですが，有意差は認められませんでした．しかし，65歳以上の患者1,363例によるサブグループ解析では，動脈硬化イベント発症率の低下を認め，アスピリン療法は一部の限定した患者に対しては有効である可能性が示されました．その後，JPPP[4]試験の結果が2014年に報告されました．心血管イベントハイリスクの高齢日本人14,464例を対象とし，アスピリンによる心血管イベント予防の有効性を検証した研究です．

JPADと比較して被験者が高齢であることを含め，高血圧，糖尿病，脂質異常症と複数の危険因子をもつ群に対しての検証でした．しかし，結果としては心血管死を含めた心血管イベントの減少は認めず，重篤な頭蓋内出血を明らかに増大させるという結果でした．つまり，本邦のハイリスクと考えられた集団に対しての一次予防目的でのアスピリン投与の有効性は証明することができませんでした．

2014年に報告された最近の前向き無作為化比較試験のメタ解析（14研究，107,686人を対象）[5]においても，心血管イベントの低下はあるものの出血の増加が著明である傾向は変わらず，出血リスクを超える有益性を示すことはできませんでした．以上のように，**アスピリンの一次予防投与は心血管イベントの発生率を低下させるものの，出血リスクの増大が明らかであり，それを超える利益をもたらすという結果には至っておりません．**現状ではハイリスク群も含め，アスピリンを一次予防で一律に投与する意義は非常に少ないと言わざるをえないと思われます．一次予防での効果を証明するにはアスピリン投与が有効な群のさらなる層別化が今後必要と思われます．

文献

1) Final report on the aspirin component of the ongoing Physicians' Health Study. Steering Committee of the Physicians' Health Study Research Group. N Engl J Med **321**：129-135, 1989
2) Hayden M, et al：Aspirin for the primary prevention of cardiovascular events：a summary of the evidence for the U. S. Preventive Services Task Force. Ann Intern Med **136**：161-172, 2002
3) Ogawa H, et al：Low-dose aspirin for primary prevention of atherosclerotic events in patients with type 2 diabetes：a randomized controlled trial. JAMA **300**：2134-2141, 2008
4) Ikeda Y, et al：Low-dose aspirin for primary prevention of cardiovascular events in Japanese patients 60 years or older with atherosclerotic risk factors：a randomized clinical trial. JAMA **312**：2510-2520, 2014
5) Xie M, et al：Aspirin for primary prevention of cardiovascular events：meta-analysis of randomized controlled trials and subgroup analysis by sex and diabetes status. PLoS One **9**：e90286, 2014

［細田 勇人・安田 聡］

2 急性冠症候群(ACS)

a) ST上昇型急性心筋梗塞(STEMI)

　近年安全性が高まったことから，ST上昇型急性心筋梗塞(ST elevation myocardial infarction：STEMI)に対する経皮的冠動脈インターベンション(percutaneous coronary intervention：PCI)において，薬剤溶出性ステント(drug eluting stent：DES)を選択することが定着しています．STEMIの血栓形成性の高い病変に対しPCIを施行するにあたり，抗血小板療法は抗血小板薬2剤併用療法(dual anti-platelet therapy：DAPT)が基本となっていますが，可及的速やかな抗血小板療法によって周術期心筋梗塞とステント血栓症が抑制されることがいくつかの大規模臨床試験で示されており，病院到着後，可能な限り早期のDAPT投与が推奨されています．

1 STEMIに対するDAPT投与

　DAPTに用いられる$P2Y_{12}$受容体阻害薬はクロピドグレルが大部分を占めていましたが，2014年3月にプラスグレルの製造販売が日本でも認可され，その作用発現の早さから急性冠症候群(acute coronary syndrome：ACS)患者に対して臨床使用されるようになってきています．クロピドグレル，プラスグレルとチクロピジンは，チエノピリジン系薬といわれ，血小板表面上にある$P2Y_{12}$受容体に結合し，アデノシン二リン酸(ADP)による血小板凝集を抑制し，また環状アデノシン一リン酸(cyclic AMP：cAMP)濃度を上昇させることによる血小板凝集抑制作用をもち，強力な抗血小板作用を有する薬剤です．プラスグレルやticagrelorのような新しい抗血小板薬の特徴は，作用発現の早さと効果の個人差が少ないことです．PLATO試験において，ticagrelorはクロピドグレルと比較して死亡や心筋梗塞，脳卒中の発生が少ないことが示されました[1]．しかし，わが国はこの試験に参加しておらず，

日本人と欧米人では出血および血栓イベントに差がある可能性があり，日本人に同様の結果が出るかは疑問が残ります．欧州心臓病学会（ESC）のガイドラインではプラスグレル，ticagrelor が先に選択されており，クロピドグレルはこの2剤が使用できない場合に使用することとなっています．

　ステント血栓症予防のため始まった DAPT ですが，ステント使用の有無にかかわらず，抗血小板薬の内服治療で ACS 患者の心血管イベント抑制が得られることが多くの臨床試験で示され，DAPT を12ヵ月間行うことが ACS 治療の標準となっています．不安定プラークを発症の基盤とするアテローム血栓症は同一患者に複数存在することが多く，同時期に心血管イベントを起こすことも多いといわれています．そのアテローム血栓症が症候性の ACS や脳卒中として発症することを予防するために，強力な抗血小板療法が行われます．PCI 施行患者の冠動脈3枝すべてをイメージングで解析し，その後3年間フォローした PROSPECT 試験では，PCI 施行病変以外の病変に伴う心血管イベントは治療病変と同等の頻度で起こってくることが示されています[2]．さらにそのイベントを起こす病変は，もともと有意な狭窄病変であったものと，狭窄が存在しなかったところから急速に進展して発症したものがほぼ同頻度であることも示されています．したがって，**一度アテローム血栓症によるイベントを発症した患者は，プラークが安定化するまで二次予防を厳重に行わなければならない**と考えられます．

2　STEMI に対する BRS の使用

　DES に続く新たなデバイスとして期待される生体吸収性スキャフォールド（bioresorbable scaffold：BRS）は従来の金属製ステントと異なり，再狭窄反応を抑え，かつ生体内で吸収されることで異物を体内に残さないという理想的な血管内治療デバイスであり，さらに長期的な生理機能の回復や血管内腔の拡大など，血管修復まで可能とするデバイスといえるかもしれません．STEMI に対する BRS の使用について DES との比較がされており[3]，BRS 群と DES 群の device-oriented endpoint（心臓死，target vessel myocardial infarction，target lesion revascularization：TLR）は，1年時までで有意差を

認めませんでした．definite/probable を併せた 30 日まで，1 年時までのスキャフォールド血栓症は BRS 群と DES 群で有意差はつきませんでしたが，30 日までのスキャフォールド血栓症は BRS で多い傾向を認めました．BRS の血栓症については 1 年以降の問題も取り沙汰されており，**STEMI に対する BRS の適応，および留置後の DAPT の継続期間については今後のエビデンスの蓄積が望まれます**．

3 DOAC の可能性

加えて，心房細動患者など抗凝固療法併用例では直接作用型経口抗凝固薬（direct oral anticoagulants：DOAC）が登場してさらに複雑化しています．ESC のガイドラインでは，ACS を発症し PCI を受ける心房細動患者における抗血栓療法について，CHA_2DS_2-VASc スコアと HAS-BLED スコアにより分類し，そのうえで ACS と安定冠動脈疾患で PCI を受けた場合に分けています．いずれの背景の患者であっても，12 ヵ月以降は経口抗凝固薬 1 剤とすることが推奨されています．ワルファリンを基礎薬とした心房細動患者の PCI 治療後，3 剤併用（DAPT＋ワルファリン）とクロピドグレル＋ワルファリンを比較した WOEST 試験では，クロピドグレル＋ワルファリン群で出血性合併症が有意に低下し，イベントも抑制されました[4]．**このことから DOAC でもクロピドグレルとの併用で出血性合併症を抑制し，有効性を示す可能性があります**．この件に関しては現在複数の臨床研究が行われており，早いものでは 2016 年に結果が公表されます．DOAC については抗血小板薬との併用の有無を含め，今後も話題が提供されることでしょう．

文献

1) Wallentin L, et al：Ticagrelor versus clopidogrel in patients with acute coronary syndromes. N Engl J Med **361**：1045-1057, 2009
2) Claessen BE, et al：Impact of intravascular ultrasound imaging on early and late clinical outcomes following percutaneous coronary intervention with drug-eluting stents. JACC Cardiovasc Interv **4**：974-981, 2011
3) Brugaletta S, et al：Absorb bioresorbable vascular scaffold versus everolimus-

eluting metallic stent in ST-segment elevation myocardial infarction：1-year results of a propensity score matching comparison：the BVS-EXAMINATION Study (bioresorbable vascular scaffold-a clinical evaluation of everolimus eluting coronary stents in the treatment of patients with ST-segment elevation myocardial infarction). JACC Cardiovasc Interv **8**：189-197, 2015
4) Feres F, et al：Three vs twelve months of dual antiplatelet therapy after zotarolimus-eluting stents：The OPTIMIZE randomized trial. JAMA **310**：2510-2522, 2013

[川嶋 秀幸・上妻 謙]

b）非ST上昇型心筋梗塞（NSTEMI）・不安定狭心症（UA）

現在のコンセンサスであるガイドライン[1~3]では，非ST上昇型心筋梗塞（non-ST elevation myocardial infarction：NSTEMI）と不安定狭心症（unstable angina：UA）は病態生理的連続性から，非ST上昇型急性冠症候群（non-ST elevation-acute coronary syndrome：NSTE-ACS）とよばれます．NSTE-ACS初期診療では病態安定化のため，抗血栓薬（抗血小板薬，抗凝固薬），抗狭心症薬（硝酸薬，β遮断薬，Ca拮抗薬），スタチンを開始します．最終的には多くの患者で冠動脈ステント留置術が選択され，ステント血栓症予防に抗血小板薬2剤併用療法（DAPT）を行いますが，臨床的背景，冠動脈病変の複雑性から冠動脈バイパス術（coronary artery bypass grafting：CABG）が選択される可能性もあります．

1 初期治療としての抗血小板薬

発症メカニズムが粥腫破綻と血栓形成であるため，NSTE-ACSでは抗血栓療法が基本ですが，血小板の活性化と凝集は初期の重要な病態で，来院後に可能な限り速やかに抗血小板薬を投与します．NSTE-ACSへの抗血小板薬投与としては，アスピリンについて心筋梗塞発症と死亡を抑制するという有用性が多くの無作為化比較試験で確立しています．**禁忌がなければ速やかにloading（162～330 mg）で吸収促進のために咀嚼投与すべきで**，維持量は81～162 mg/日です．

2 初期治療としての抗凝固薬

ヘパリンはトロンビンの形成と活性を抑制し，血栓イベントを減少させ，アスピリンとの併用でアウトカムを改善する報告は多くあり，NSTE-ACS全

患者に抗血小板薬とともにヘパリン投与が推奨されます．ヘパリン単独投与では中止時にリバウンドが生じるため，アスピリン併用が必須です．ヘパリンの効果は個人差が大きいため，投与量は体重で調整し，ACT（activated coagulation time）またはAPTT（activated partial thromboplastin time）でモニターします．投与期間は48時間もしくは経皮的冠動脈インターベンション（PCI）が終了するまでです[2]．ヘパリン起因性血小板減少症（heparin-induced thrombocytopenia：HIT）では，直接トロンビン阻害薬であるアルガトロバンを用います．

3 冠動脈ステント留置術を念頭に置いた抗血小板薬

アスピリンと$P2Y_{12}$受容体阻害薬の併用は，ステント血栓症を抑制することが証明されています．本邦では，$P2Y_{12}$受容体阻害薬のloadingにはチクロピジン200 mg，クロピドグレル300 mg，プラスグレル20 mgの3つの選択肢があります．チクロピジンは副作用（肝障害，無顆粒球症，血栓性血小板減少性紫斑病）の問題，クロピドグレルは低反応者（CYP2C19遺伝子多型）の存在があるなか，プラスグレルは遺伝子多型の影響を受けず，作用発現も早く，血小板抑制効果も強いとされます．日本人に合わせて用量調整（loading 20 mg，維持量3.75 mg/日）されたPRASFIT-ACS試験では，プラスグレルはクロピドグレルと比較し，出血イベント発症に有意差なく，アウトカムが良好でした．しかし，海外でのTRITON-TIMI 38試験では，用量の違い（loading 60 mg，維持量10 mg/日）はありますが，NSTE-ACS患者でプラスグレルはクロピドグレルと比較し心筋梗塞とステント血栓症を減らすが，出血イベント（CABG関連の大出血含む）が増加し死亡率に有意差なく，特に脳血管イベント既往者では有害で，75歳以上もしくは60 kg以下の低体重では有用性がありませんでした．ACCOAST試験では，プラスグレルの投与タイミングを冠動脈造影前とPCI直前とで比較し，前者ではアウトカムの改善なく出血が増加しました．以上から**海外のガイドライン[2〜3]**では，プラスグレル投与はPCI直前が推奨されており，**本邦でも出血性合併症に注意が必要です**．当院ではNSTE-ACS患者では準緊急または緊急CABGを選択する可

能性もあり，プラスグレルでは出血が懸念され，現時点では，救急外来ではアスピリン 200 mg のみを選択しています．

文 献

1) 日本循環器学会合同研究班：循環器病の診断と治療に関するガイドライン 非 ST 上昇型急性冠症候群の診療に関するガイドライン（2012 年改訂版）（http：//www.j-circ.or.jp/guideline/pdf/JCS2012_kimura_h.pdf）
2) Amsterdam EA, et al：2014 AHA/ACC guideline for the management of patients with non-ST-elevation acute coronary syndromes：a report of the American College of Cardiology/American Heart Association Task Force on Practice Guidelines. Circulation **130**：e344-426, 2014
3) Roffi M, et al：2015 ESC Guidelines for the management of acute coronary syndromes in patients presenting without persistent ST-segment elevation：Task Force for the Management of Acute Coronary Syndromes in Patients Presenting without Persistent ST-Segment Elevation of the European Society of Cardiology（ESC）. Eur Heart J **37**：267-315, 2016

[松浦 広英・柴田 剛徳]

3 ステント（DES）留置後

1 薬剤溶出性ステント（DES）とステント血栓症

　現在，経皮的冠動脈インターベンション（PCI）は虚血性心疾患に対する低侵襲の治療法として確立し，その中心的役割を薬剤溶出性ステント（DES）が担っています．これまでに DES による PCI 治療は患者の転帰を改善しました．近年は待機症例だけでなく，緊急症例でも DES を用いた治療の有効性と安全性のエビデンスが確立してきましたが，その基盤となったのが抗血小板療法です．冠動脈ステント留置後にステントが血栓閉塞してしまうステント血栓症は，ベアメタルステント（bare metal stent：BMS）の時代からまれに出現していた合併症です．BMS では留置後 2 週間以内の発症が多く，1 ヵ月以降の発症はまれでした．いったんステント血栓症が発生すると，予後不良の経過を辿るとされています．このステント血栓症の問題に関しては，1990 年代後半にアスピリンとチエノピリジン系薬による抗血小板薬 2 剤併用療法（DAPT）が有効であるエビデンスが示され，ステント治療の安全性は大きく向上しました[1]．DES 治療が始まった初期の DAPT 期間は 3 ヵ月でしたが，2004 年末に衝撃的な 4 例のステント血栓症の症例報告が発表されました．それはステント留置 11 ヵ月以降に抗血小板療法を中止した症例で，4〜14 日目に遅発性ステント血栓症が発生したという内容でした．当時，DES は新生内膜の増殖を抑制し，内皮被覆化が BMS よりも遅延するので，留置後 1 年以上経過してもステントの金属が血管内腔に剥き出しになっているためステント血栓症が生じると理解されていました．そのため長期 DAPT が必要との見解が示され，現在まで米国心臓病学会（ACC）/米国心臓協会（AHA），欧州心臓病学会（ESC），日本循環器学会（JCS）のガイドラインにも **DAPT 期間については BMS で少なくとも 1 ヵ月，DES で 6〜12 ヵ月が推奨されています**．しかし，その後の病理学的な検討では，DES が留置された病変部位の血管壁に炎症反応が起こること，その炎症反応は急性心筋梗塞の責任病変に DES が留置された場合により強いことが報告されています．最近では超

遅発性ステント血栓症（very late stent thrombosis：VLST）のメカニズムとして，DES留置後の内皮被覆化遅延と，DESの構成要素であるポリマーへの過敏性反応が惹起されることにより起こる好酸球浸潤を伴う強い炎症の両者の関与が考えられています．

2 DAPT期間について

　DESが臨床応用された初期は，前述のようにDAPTの早期中断がステント血栓症のリスクになると報告された歴史があり，少なくとも12ヵ月間のDAPTが推奨されてきました．しかしながら使用経験が増えるにしたがい，**長期DAPT継続は出血イベントや死亡率を増加させる**という報告がなされるようになり，近年はDAPTのデメリットが議論されるようになりました．

　EXCELLENT試験は，エベロリムス溶出性ステント（everolimus-eluting stent：EES）あるいはシロリムス溶出性ステント（sirolimus-eluting stent：SES）留置後の6ヵ月DAPTの安全性を12ヵ月DAPTと比較する目的で行われました[2]．2008年6月から2009年7月の間にDES留置された1,443例を対象とした前向き，多施設，無作為化比較試験です．観察期間は1年で，一次エンドポイントは標的血管不良（標的血管に関連する心臓死，心筋梗塞，虚血に基づく再血行再建）とされました．その結果，一次エンドポイントは6ヵ月DAPT群で4.8％，12ヵ月DAPT群で4.3％（非劣性 $p=0.001$）で，ステント血栓症の頻度は6ヵ月DAPT群で高い傾向にありました（0.9％ vs. 0.1％，$p=0.10$）．この試験から，6ヵ月DAPTは12ヵ月DAPTに比較して標的血管不良を増やさないことが示されました．PRODIGY試験では，DAPT期間を24ヵ月群と6ヵ月群で比較したところ，ステント留置から2年後までの総死亡ならびに心筋梗塞，脳血管疾患の発生率に有意差はなく（$p=0.91$），出血イベントは24ヵ月群で有意な上昇が示されました（$p=0.002$）（図1）[3]．本邦ではEES留置後のDAPT期間を3ヵ月に短縮することの安全性を評価するSTOPDAPT試験が行われ，その結果，**ステント留置3ヵ月後でのDAPT中止は，RESET試験でのEES群を歴史的コントロール群とした場合と比較し同等の結果であり，その安全性が示されました**．そのほかにも短期（3ヵ

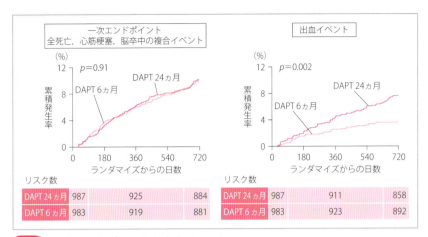

図1 一次エンドポイントと出血イベント
(Valgimigli M, et al：Short-versus long-term duration of dual-antiplatelet therapy after coronary stenting：a randomized multicenter trial. Circulation **125**：2015-2026, 2012)

月ないし6ヵ月）DAPTと長期（12ヵ月）DAPTの有効性について複数の大規模臨床試験が行われていますが，短期DAPTの長期DAPTに対する非劣性が示されています．このような研究結果は，DAPT至適継続期間が6ヵ月よりも短い可能性を示唆しており，現在使用されているステント血栓症リスクの低い第二世代以降のDESを用いた場合は，さらに至適継続期間の短縮が期待されます．

しかしながら，2014年に報告されたDAPT試験では，DES留置後12ヵ月間DAPTを続けてイベントがなかった患者を，DAPT継続群とアスピリン単独群に割り付けて30ヵ月まで追跡したところ，前者では心筋梗塞発症やステント血栓症のリスクが有意に低かったと報告されました[4]．この結果から，**DES留置後1年のDAPTに忍容性のある患者においては，DAPT継続は，出血イベントは増加させるものの，ステント血栓症とその他の虚血イベントを低下させる**ことが示されました．

ステント血栓症の病態生理には患者要因，ステント要因，手技に関連する要因が含まれています[5]．患者要因には急性冠症候群（ACS），糖尿病，慢性腎臓病（CKD），多枝病変，心筋梗塞の既往，低左心機能などが関連しています．ステント要因には，不完全内皮化を伴うポリマーの過敏性やステント

不適切プロフィール	出血リスクが虚血リスクを上回る	虚血リスクが出血リスクを上回る
臨床的考慮	患者情報	患者情報
・余命が短い ・社会経済的地位不良 ・DAPTのアドヒアランスが期待できない ・精神状態不良 ・悪性腫瘍 ・末期腎不全 ・喫煙	・DAPT中の臨床的に有意な出血 ・高齢 ・女性 ・肝疾患 ・消化性潰瘍 ・NSAIDs服用 ・貧血あるいは血小板減少症 ・コントロール不良な高血圧 ・出血性素因 ・大出血の既往/出血性脳梗塞の既往 ・心房細動/慢性抗凝固療法中 ・高出血リスクスコア	・DAPT中の虚血イベント再発 ・ステント関連合併症 ・急性冠症候群（ACS） ・男性 ・糖尿病 ・低左心機能 ・慢性腎臓病（CKD） ・末梢性動脈硬化症 ・虚血性脳梗塞の既往 ・クロピドグレル不耐症 ・心筋梗塞の既往 ・複雑病変 ・ステント不完全圧着 ・ステントアンダーサイズ/拡張不良 ・残存エッジ解離 ・壊死性コアへのステント留置 ・ステントオーバーラップ
⇩	⇩	⇩
	至適期間後にDAPT中止	DAPT継続

図2 DAPT至適期間の包括的臨床評価

（Montalescot G, et al：Duration of Dual Antiplatelet Therapy After Coronary Stenting：A Review of the Evidence. J Am Coll Cardiol **66**：832-847, 2015 より改変）

デザイン，ストラットの抗血栓性などが関連しています．手技に関連する要因には，ステント拡張不良，ステントアンダーサイズ，ステント不完全圧着，残存エッジ解離，ステント数，ステント長などが関連しています．DAPT至適期間を考えるにあたっては，このような包括的な要因を総合して判断する必要があります（図2）[5]．2015年のAHA学術集会のLate-Breaking Clinical Trialsでは，DAPT試験の解析結果をもとに，DAPTの至適期間決定の新たな指標として **DAPTスコア** が開発され，同スコア2点未満では，1年を超える長期DAPT継続により虚血イベントの減少よりも出血イベント増加のリスクが増し，2点以上では，虚血イベント減少から出血イベントの増加を相

殺しても有益性が大きいことが報告されました．PCI後のDAPTに関しては，虚血リスクと出血リスクを勘案した結果，DAPT期間を短縮させる方向に向いています．しかし，DAPT継続が好ましい患者がいるのも事実であり，その判断には包括的な臨床評価が求められるでしょう．PCI後のDAPT至適期間を見極めるには，もう少し今後の研究結果を待つ必要があると思われます．

　PCIは虚血性心疾患に対する低侵襲の治療法として急速に発展してきましたが，その過程で抗血小板療法が重要な役割を演じてきました．**PCI後におけるDAPTの有用性については確立していますが，その投与期間については，明確な答えが出ていません**．現時点でDAPT至適期間を考える際には，個々の患者に応じた包括的な臨床評価を行う必要があると考えます．

文献

1) Leon MB, et al：A clinical trial comparing three antithrombotic-drug regimens after coronary-artery stenting. Stent Anticoagulation Restenosis Study Investigators. N Engl J Med **339**：1665-1671, 1998
2) Gwon HC, et al：Six-month versus 12-month dual antiplatelet therapy after implantation of drug-eluting stents：the Efficacy of Xience/Promus Versus Cypher to Reduce Late Loss After Stenting（EXCELLENT）randomized, multicenter study. Circulation **125**：505-513, 2012
3) Valgimigli M, et al：Short-versus long-term duration of dual-antiplatelet therapy after coronary stenting：a randomized multicenter trial. Circulation **125**：2015-2026, 2012
4) Mauri L, et al：Twelve or 30 months of dual antiplatelet therapy after drug-eluting stents. N Engl J Med **371**：2155-2166, 2014
5) Montalescot G, et al：Duration of Dual Antiplatelet Therapy After Coronary Stenting：A Review of the Evidence. J Am Coll Cardiol **66**：832-847, 2015

［宮本　信三・中尾　浩一］

4 ステント（BMS）留置後

　現行の海外のガイドラインでは，病態によってステント留置後のDAPT期間に違いがあります．急性冠症候群（ACS）であれば，薬剤溶出性ステント（DES）留置後であろうがベアメタルステント（BMS）留置後であろうが，DAPT期間は12ヵ月または少なくとも12ヵ月とされています．一方，安定冠動脈疾患の場合は，DES留置後のDAPT期間は6～12ヵ月とされているのに対し，BMS留置後では1ヵ月以上とされています[1]．一方，日本のガイドラインでは，ACSおよび安定冠動脈疾患にかかわらずDES留置後のDAPT期間は少なくとも12ヵ月とされているのに対し，BMS留置後では1ヵ月以上とされています（表1）．

表1 ガイドラインにおける推奨DAPT期間（2016）

疾患名	学会名	発表年	BMS / DES	推奨	エビデンスレベル
ST上昇型急性心筋梗塞	JCS	2013	少なくとも1ヵ月 / 少なくとも12ヵ月	Class I	B
安定冠動脈疾患における待機的PCI	JCS	2011	少なくとも1ヵ月 / 少なくとも12ヵ月	Class I	A
心筋梗塞二次予防	JCS	2011	−	Class I	A
冠動脈疾患におけるPCI	ESC	2014	12ヵ月以上（安定冠動脈疾患6ヵ月）	Class I	A
冠動脈疾患におけるPCI	ACCF/AHA	2016	12ヵ月以上（安定冠動脈疾患6ヵ月）	Class I	B-R

DAPT：dual anti-platelet therapy, PCI：percutaneous coronary intervention, BMS：bare metal stent, DES：drug-eluting stent, LOB：levels of evidence, JCS：The Japanese Circulation Society, ESC：European Society of Cardiology, ACCF/AHA：The American College of Cardiology Foundation/American Heart Association

1 BMS の DAPT 期間

　BMS 初期の自己拡張型ステント留置後では，抗血小板療法が確立しておらず，20％以上の高い確率でステント血栓症が発生していました．さらにステント血栓症を発症すると死亡率が高まることが問題となり，ステント留置後の至適抗血小板療法が模索されました．1998 年の STARS 試験[2]において，アスピリンとチクロピジンによる DAPT 療法がアスピリン単独またはアスピリン＋ワルファリンと比較して早期のステント血栓症（30 日以内）を有意に抑制すること（DAPT：0.5％ vs. アスピリン単独：3.6％ vs. アスピリン＋ワルファリン：2.7％）が示されました．病理および動物実験の報告からも，BMS 留置後は約 1 ヵ月でステント表面はほぼ内膜に被覆されるため，BMS 留置後 1 ヵ月間の DAPT はステント留置後の血栓症予防の標準治療になっています．

2 今，BMS の適応患者は？

　ステント留置後（BMS および DES）に非心臓手術を受けた患者の心血管イベントの臨床研究の解析結果が報告されています[3]．BMS 留置直後，特に 2 週間以内の手術についてはイベントリスクが非常に高いことが示されていますが，2 週間以降になると心血管イベントの頻度は低下し，1 ヵ月以降では少ないです．一方，DES 留置後はステント留置後からの期間と心血管イベントの頻度に一定の関係性を認めず，どの時期から本当に安全なのか定まっていないのが現状です．ヨーロッパとアジアの多施設から前向きに集積されたデータで，744 例の BMS 留置患者で BMS を選択された理由をみると，①大きな血管径（32.4％），②ST 上昇型心筋梗塞（17.7％），③保険制度によるもの（9.4％），④高齢者（12.4％），⑤抗凝固薬内服（11.3％），⑥高出血リスク・担癌患者・貧血（9.5％），⑦1 年以内に手術を予定（5.5％），⑧DAPT 内服のコンプライアンスが低い（1.7％）で，出血と DAPT 内服のコンプライアンスによる理由が 40.5％を占めます．つまり，少数ではありますが DAPT が

長期に継続できない症例はいまだ BMS 留置されています．BMS を使用し DAPT 期間を 1 ヵ月にすることで，長期出血の懸念，手術時のイベントは減少しますが，ACS のような虚血ハイリスク症例において，虚血イベント抑制のための BMS 留置後の抗血小板療法や期間については確立したデータはありません．今後，新たなデバイスの登場で早期 DAPT 中止が可能となり，エビデンスが確立すれば，出血リスクの高い症例においても，new device + short DAPT にすることで，出血・虚血リスク両方の問題は解決されるかもしれません．

3 最近の報告からみる DAPT 期間

最近の DAPT 試験などの報告では，**DES 留置後 12 ヵ月以上の DAPT はステント血栓症や心筋梗塞を抑制することが報告されています**[4]．一方，BMS 留置後の DAPT の至適期間，特に長期投与に関する試験はほとんどありません．DAPT 試験の BMS 留置後患者（1,687 例）における長期（12 ヵ月以上）DAPT に関するサブ解析が最近報告されており，この解析結果からは，BMS 留置後 12 ヵ月間チエノピリジン系薬に忍容性を示した患者において，30 ヵ月間の DAPT 継続は，12 ヵ月継続の患者に比べ，全死亡，ステント血栓症，主要な心/脳血管有害事象（MACCE），出血イベントについて有意差を認めませんでした（全死亡：0.99% vs. 1.24%，$p=0.83$，ステント血栓症：0.5% vs 1.11%，$p=0.24$，MACCE の発生：4.04% vs. 4.69%，$p=0.72$，中等度～重度出血の発生：2.03% vs. 0.90%，$p=0.07$）[5]．しかし，BMS 留置患者のサブセットは検出力が不足している可能性が指摘されており，さらなる試験が必要です．また，BMS 留置後 12 ヵ月以降 DAPT を継続しない場合，1.11%/18 ヵ月のステント血栓症が発症しており，DES よりも低いイベントリスクではありますが BMS でも 1 年以降のステント血栓症の問題は残されていることも示されました．一方，有意差はないものの DAPT を長期間継続すると全死亡と出血の発生は高くなっています．やはり BMS であっても，出血リスクを考慮しつつ，虚血ハイリスク患者には長期 DAPT またはチエノピリジン系薬の単剤投与を考える必要があるかもしれません．

BMS留置後のDAPT期間は少なくとも1ヵ月で，長期投与のエビデンスは確立していません．1ヵ月後はアスピリン単剤に変更可能ですが，虚血ハイリスク症例であれば，DAPT継続かチエノピリジン系薬の単剤投与が望ましいかもしれません．

文献

1) Montalescot G, et al：Duration of Dual Antiplatelet Therapy After Coronary Stenting：A Review of the Evidence. J Am Coll Cardiol **66**：832-847, 2015
2) Leon MB, et al：A clinical trial comparing three antithrombotic-drug regimens after coronary-artery stenting. Stent Anticoagulation Restenosis Study Investigators. N Engl J Med **339**：1665-1671, 1998
3) Singla S, et al：The risk of adverse cardiac and bleeding events following non-cardiac surgery relative to antiplatelet therapy in patients with prior percutaneous coronary intervention. J Am Coll Cardiol **60**：2005-2016, 2012
4) Mauri L, et al：Twelve or 30 months of dual antiplatelet therapy after drug-eluting stents. N Engl J Med **371**：2155-2166, 2014
5) Kereiakes DJ, et al：Antiplatelet therapy duration following bare metal or drug-eluting coronary stents：the dual antiplatelet therapy randomized clinical trial. JAMA **313**：1113-1121, 2015

［大塚 頼隆］

5 その他の経皮的冠動脈インターベンション(PCI)治療

本項ではステント留置例を除く経皮的冠動脈インターベンション（PCI）治療後の抗血小板療法について概説します．周知の如く安全性・有効性の面でも薬剤溶出性ステント（DES）が全盛の昨今，ステントを留置しない PCI 症例となるときわめて少ないことはいうまでもありません．2015 年の当院の PCI 症例においても，症例ベースでは約 90％に DES が留置されているのが現状です（図 1）．したがってステントを留置しない PCI 症例となると約 8％程度であり，内訳としてはステント内再狭窄（in-stent restenosis：ISR）病変〔ほとんどが薬剤溶出性バルーン（drug eluting balloon：DEB）〕，解剖学的にステント留置不適と考えられる小血管，対角枝などの分枝入口部病変など（ステント留置が本幹に影響する）〔バルーン拡張術（plain old balloon angioplasty：POBA）単独（scoring balloon を含む）〕の症例でした．これらに加え他の要因となると，金属アレルギーを有する症例，薬剤アレルギーを有する症例，術前あるいは待機症例，悪性疾患・出血性疾患など基礎疾患の存在などによる長期抗血小板療法の不適症例などがあげられます．また，今

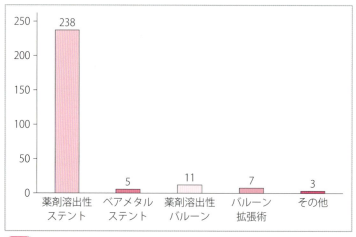

図1　当院における PCI 患者別手技件数（$n=264$，2015 年）

後は方向性冠動脈粥腫切除術（directional coronary atherectomy：DCA）単独症例もその増加が見込まれると考えられます．

1 PCI 治療の実際

ステントを留置しない以上，ステント血栓症予防を目的とした抗血小板薬2剤併用療法（DAPT）は不要となり，原則，loading とアテローム血栓症に対する二次予防の目的が主眼となります．待機的にせよ緊急症例にせよ，PCI を施行する以上は bail out に伴うステント留置は考慮しなくてはならないので DAPT 下での PCI となりますが，ステント留置なしの POBA 単独の状況であるならば，後療法としての抗血小板薬は1剤単独使用が一般的です．**国内では，PCI 後の血栓予防に単剤で保険適用を取得している抗血小板薬としてアスピリンが汎用されているのが現状です**．クロピドグレルとプラスグレルについては，PCI の適応である虚血性心疾患〔急性冠症候群（ACS）（不安定狭心症，非 ST 上昇型心筋梗塞，ST 上昇型心筋梗塞），安定狭心症，陳旧性心筋梗塞〕への効能・効果を有していますが，用法および用量に関連する使用上の注意において，「アスピリン（81～100 mg/日）と併用すること」と記載されています．また，各国のガイドラインでもアスピリンの永続的投与が推奨されており（表1），筆者も多くのエビデンス（表2）と経験，また薬価が安価であるなどの点からアスピリンを使用している症例がほとんどです．

ただし，決して多くはないもののクロピドグレルまたはプラスグレルを選択，あるいは併用することもあります．具体的には，**ACS，アスピリンアレルギー症例，アスピリン内服下での消化管出血例，アスピリン内服下での脳梗塞発症例あるいは閉塞性動脈硬化症合併例**などです．

2 DEB

DEB に関しては ISR 病変が主たる対象であり，抗血小板療法については POBA 単独とは異なり，術後少なくとも3ヵ月の DAPT が推奨されていま

表1 ガイドラインによる抗血小板療法の推奨

学会名	臨床的背景	PCI術前	PCI術後	Class	エビデンスレベル
日本循環器学会[*a]	STEMI	アスピリン162〜325 mg/日咀嚼服用[*1]	アスピリン81〜162 mg/日（永続的投与）[*1]	I	A
	NSTEMI			I	A
	安定冠動脈疾患	アスピリン81〜325 mg/日投与[*1]		I	A
欧州心臓協会[*b]	STEMI	アスピリン150〜300 mg[*2]	アスピリン75〜100 mg/日（長期投与）[*2]	I	A
	NSTEMI			I	A
	安定冠動脈疾患	アスピリン150〜300 mg[*3]	アスピリン75〜100 mg/日（永続的投与）[*3]	I	B
米国心臓協会[*c]		アスピリン81〜325 mgの投与[*4]	アスピリン永続的投与[*4]	I	PCI実施前：B / PCI実施後：A

[*1]：ステント留置が計画されている患者に対し，アスピリンに加えクロピドグレルを投与．
[*2]：禁忌がない限り，アスピリンに加え$P2Y_{12}$受容体阻害薬（クロピドグレル，プラスグレル，ticagrelor）の投与を推奨．
[*3]：クロピドグレルの併用療法を推奨．
[*4]：ステント留置が計画されている患者に対し，アスピリンに加え$P2Y_{12}$受容体阻害薬（クロピドグレル，プラスグレル，ticagrelor）を投与

〔[*a]：日本循環器学会：ST上昇型急性心筋梗塞の診療に関するガイドライン（2013年改訂版），p 33, 39/非ST上昇型急性冠症候群の診療に関するガイドライン（2012年改訂版），p 46/心筋梗塞二次予防に関するガイドライン（2011年改訂版），p 20より作表，[*b]：2014 ESC/EACTS Guidelines on myocardial revascularization（Eur Heart J **35**：2541-2619, 2014）より作表，[*c]：2011 ACCF/AHA/SCAI Guideline for percutaneous Coronary Intervention（p 2558, 2562）より作表〕

す．これらは添付文書にも記載されており，海外の添付文書およびISRの原因となったステントによる影響への配慮から設定され，国内臨床試験結果に基づいているものです．今後，本邦でも対照血管径3 mm未満の小血管病変についても薬事承認上の適応拡大が認められ，その使用の増加が予想されますが，World Wide Registry[1]やドイツのconsensus group[2]は病変のしばりがないところで1ヵ月のDAPT期間を推奨しており，今後の症例の蓄積も含め，その期間の短縮が検証されることと考えられます．

ステントを留置しないPCI後の抗血小板療法はアスピリンの単独使用が一

表2 PCIにおけるアスピリンの推奨（抜粋）

ガイドライン	内容
心筋梗塞二次予防に関する ガイドライン （2011年改訂版，p20）	禁忌がない患者に対するアスピリン（81〜162 mg）の永続的投与（レベルA） 冠動脈ステントを留置された場合の低用量アスピリンとチエノピリジン系抗血小板薬との併用（レベルA）
AHA/ACCF 二次予防ガイドライン [JACC, p2434, 2011]	アスピリン（75〜162 mg/日）にP2Y$_{12}$受容体阻害薬を追加投与（ステントの種類にかかわらず，クロピドグレル75 mg/日，プラスグレル10 mg/日またはticagrelor 90 mg×2/日を少なくとも12ヵ月投与する）
ESC/EACTSガイドライン [Eur Heart J **35**：2595, 2014]	生涯にわたる単剤での抗血小板療法は通常，アスピリンが推奨される（レベルA）

般的ですが，症例によりクロピドグレルまたはプラスグレルを選択，あるいは併用することもあります．ただし，**ISR病変に対するDEB症例では，3ヵ月のDAPT使用が推奨されています．**

文献

1) Wöhrle J, et al：SeQuent Please World Wide Registry：clinical results of SeQuent please paclitaxel-coated balloon angioplasty in a large-scale, prospective registry study. J Am Coll Cardiol **60**：1733-1738, 2012
2) Frank X. Kleber, et al：Drug-coated balloons for treatment of coronary artery disease：updated recommendations from a consensus group. Clin Res Cardiol **102**：785-797, 2013

[小川　崇之]

6 二次予防における抗血小板療法

1 心血管イベント予防のための抗血小板療法

抗血小板療法は，安定労作狭心症や心筋梗塞後の二次予防において重要な位置を占めています．わが国で心筋梗塞後の患者を対象として行われたJAMIS試験[1]では，アスピリン内服群は対照群と比較して再梗塞の発症を有意に抑えることが示されました．2009年に改訂された『循環器疾患における抗凝固・抗血小板療法に関するガイドライン』では，安定労作狭心症，心筋梗塞（非急性期）のいずれにおいても81～162 mg/日のアスピリン投与がクラスⅠで推奨されています．

2 冠動脈ステント留置後の抗血小板療法

a DAPTの意義と薬剤選択

ステント留置後一定の期間は，ステント血栓症の予防目的にアスピリンとチエノピリジン系薬の抗血小板薬2剤併用療法（DAPT）が推奨されています．チエノピリジン系薬のなかでは，**副作用発現の少ないクロピドグレルが第一選択薬**として広く用いられています．クロピドグレルは肝臓にてCYP2C19の代謝を受けることにより活性型へと変換され効力を発揮しますが，アジア系，特に日本人においては遺伝的にCYP2C19の活性が低下している人が約20％と多く，効果に個人差が大きいという問題点がありました．近年新規チエノピリジン系薬としてプラスグレルやticagrelorなどが開発され，クロピドグレル低反応性の患者に対しても安定した効果を発揮することが期待されています．プラスグレルは急性冠症候群（ACS）患者を対象としたTRITON-TIMI 38試験[2]において loading 60 mg，維持量 10 mg/日という高用量で試験が行われ，ステント血栓症や心血管イベントを減少させるとと

もに致死的出血イベントを増加させる結果を示しました．わが国では loading 20 mg，維持量 3.75 mg/日が設定され，アスピリンとの併用で（DAPT として）臨床での利用が開始されています．

ⓑ DAPT の期間

　ステント血栓症の予防のための DAPT は，デバイスの進化により考え方が変化してきました．ベアメタルステント（BMS）が登場した際は留置 1 ヵ月以内に生じる早期ステント血栓症が問題となりましたが，DAPT にて著明な予防効果を認めました．BMS は内膜増殖によりステントが被覆されるため，DAPT 期間は 2 ヵ月程度でした．その後，BMS で問題となった再狭窄を克服するために第一世代の薬剤溶出性ステント（DES）が開発され，再狭窄は飛躍的に減少しました．一方で再内皮遅延，持続性炎症などによって留置 1 年以降に生じる超遅発性ステント血栓症（VLST）が問題となり，DAPT 期間は延長されることとなりました．**わが国の『安定冠動脈疾患における待機的 PCI のガイドライン（2011 年改訂版）』は 1 年まで，2011 年米国 PCI ガイドライン〔米国心臓財団（ACCF）/米国心臓協会（AHA）/米国心臓血管造影検査インターベンション学会（SCAI）合同〕では少なくとも 12 ヵ月の DAPT が推奨されています．**DAPT の長期継続は出血イベントを増加させるため，出血リスクと血栓症の予防のバランスをとらなければなりませんでした．その後，VLST のリスクを減らすべくステントストラット厚を軽減し，ポリマーを生体適合性の高いものにした第二世代 DES が誕生し，VLST 率は著しく低減したことから DAPT 期間の短縮化を目指す動きが出てきました．遠隔期の DAPT の有効性に疑問が提示され行われたのが，エベロリムス溶出性ステント（EES）（XIENCE®/PROMUS®）＋シロリムス溶出性ステント（SES）を 6 ヵ月 DAPT 群と 12 ヵ月 DAPT 群で比較した EXCELLENT 試験[3]や，Endevor ゾタロリムス溶出性ステント（ZES）の 3 ヵ月 DAPT 群を標準的な DES の 12 ヵ月 DAPT 群と比較した RESET 試験[4]です．それぞれ 6 ヵ月 DAPT 群と 3 ヵ月 DAPT 群の 12 ヵ月 DAPT 群に対する非劣性が示され，短期 DAPT で十分な可能性が考えられました．長期 DAPT のデメリットについて行われたのが PRODIGY 試験[5]であり，DES の 6 ヵ月 DAPT 群と 24 ヵ月 DAPT 群を比較し全死亡，心筋梗塞，脳卒中の複合エンドポイントで

ある一次エンドポイントは両群で有意差はなく，出血イベントは 24 ヵ月 DAPT 群で有意に高いという結果でした．**長期 DAPT はイベントを減ずることなく出血イベントを有意に増加させる**ことが示されたといえます．2014 年の欧州心臓学会（ESC）/欧州心臓・胸部外科学会（EACTS）ガイドラインでは，第二世代 DES の使用を推奨し，安定冠動脈疾患に対する DES 留置後は DAPT 必須期間を 6 ヵ月に短縮しました．わが国においても，OPERA 試験において ZES の 3 ヵ月 DAPT 群と 12 ヵ月 DAPT 群が比較され，3 ヵ月群の非劣性が示されました．STOPDAPT 試験では，コバルトクロム合金製 EES（CoCr-EES）の 3 ヵ月 DAPT を，約 90％が 1 年 DAPT を継続した RESET 試験の CoCr-EES 群をコントロールとして比較し，同等の安全性が示されています．

　一方で，2014 年に発表された DAPT 試験[6]では，DAPT 延長による虚血イベントの低下効果が報告され大きな反響を呼びました．DAPT 試験は DES もしくは BMS を留置した患者約 25,000 例を対象とし，ステント留置後の至適 DAPT 期間を 12 ヵ月と 30 ヵ月で比較した試験です．そのうち，1 年間の DAPT で心筋梗塞，脳卒中，再血行再建術，中等度以上の出血がみられず，アドヒアランスも良好であった DES 留置患者 1 万例弱を，30 ヵ月群（DAPT を継続）と 12 ヵ月群（アスピリン＋プラセボを投与）に無作為に割り付けました．その結果，30 ヵ月群は 12 ヵ月群に比較してステント血栓症，主要な心/脳血管有害事象（MACCE），心筋梗塞の累積発現率が少ないことが示されました（図 1）[6]．DAPT 試験では DAPT 期間短縮への流れが加速するなかで，**DAPT を継続したほうがよい患者群がいることが示唆された**といえます．

ⓒ 抗凝固療法との併用

　心房細動合併例の DES 留置後には通常 DAPT が行われますが，**DAPT にワルファリンを追加し 3 剤併用とする場合は出血リスクが高くなります．**WOEST 試験[7]はワルファリンを服用中に経皮的冠動脈インターベンション（PCI）を受ける症例において，2 剤併用（クロピドグレル追加）と 3 剤併用（クロピドグレルとアスピリンを追加）を比較したものです．2 剤併用療法はステント血栓症を増やすことなく有意に出血イベントを抑えました（図 2）[7]．

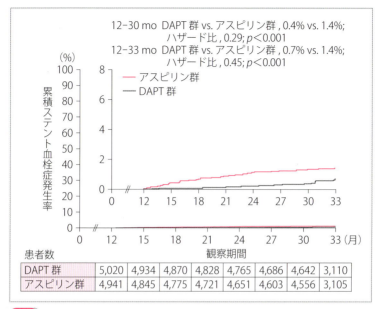

図1 DAPT試験：累積ステント血栓症発生率
(Mauri L, et al：Twelve or 30 months of dual antiplatelet therapy after drug-eluting stents. N Engl J Med **371**：2155-2166, 2014 より改変)

2016年のESCのガイドライン[8]では，まずACS PCI後と待機的PCI後に分類し，低出血リスクと高出血リスクの場合でそれぞれ抗血栓療法が示されています．基本的に抗凝固薬とDAPTの3剤併用療法の施行期間は可能な限り短期間とし，その後は抗凝固薬＋抗血小板薬1剤へ切り替えることとなっています．待機的PCIの場合は3剤併用療法が1ヵ月となっているのが特徴です．また，ほとんどの場合で1年以降はワルファリンまたは直接作用型経口抗凝固薬（DOAC）の単独投与となっています．現在，心房細動合併冠動脈疾患患者の急性期，慢性期におけるワルファリンやDOACの適切な使用法を検討する臨床試験が進行中であり，今後のエビデンスの蓄積が期待されます．

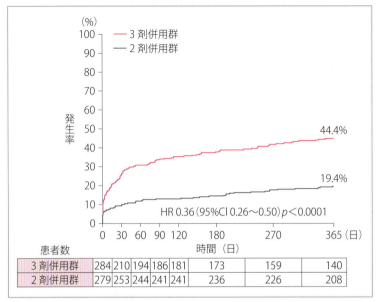

図2 WOEST 試験:2剤併用群(ワルファリンおよびクロピドグレル)と3剤併用群(ワルファリン,アスピリン,クロピドグレル)の出血リスク

(Dewilde WJ, et al:Use of clopidogrel with or without aspirin in patients taking oral anticoagulant therapy and undergoing percutaneous coronary intervention:an open-label, randomised, controlled trial. Lancet 381:1107-1115, 2013 より改変)

3 これからのステント留置後の抗血栓薬の使い分け

　第二世代 DES が主流である現状では,基本的には **DAPT 期間は短縮することが可能である**と考えられます.一方で,DAPT 試験の結果を踏まえるならば,**患者によっては長期にわたる DAPT の継続が必要**でしょう.ステント血栓症のハイリスクと考えられるステント留置時に不完全圧着の懸念がある症例や,フォローアップ時にステント外への造影剤の染み出し(peri-stent contrast staining:PSS)や LISA(late-acquired incomplete stent apposition)を認める症例,ステント留置後の新生動脈硬化病変(neoatherosclerosis)を認める症例は,DAPT 期間延長を検討する必要があります.また左冠動脈主

幹部(LMT)にステント留置した場合など，ステント血栓症を生じた際に重症化するリスクが高い症例もDAPT期間の延長を検討する必要があります．また，危険因子のコントロールが不十分な患者では，DAPT継続による非責任病変における新規心筋梗塞の発症予防効果を期待した使用法が考えられます．**DAPT期間を画一的に短くするのではなく，患者個々の状態を把握してその期間を判断することが重要です．**

また，2016年より第三世代DESの使用が開始されました．第三世代DESは生体吸収性ポリマーが用いられていること，薬剤が血管壁側のみにコーティングされていることが特徴であり，数ヵ月でBMSとして働くようになるため，早期に内皮化が生じることが期待されています．実際にシナジー ステントシステムのOCT所見の検討では，2ヵ月という早期に内皮化が確認されています．第三世代のDESによるDAPT期間の短縮が期待され，現在EVoLVE Short DAPT試験が進行中です．

また，現在欧州ではデバイスそのものが消失する生体吸収性スキャフォールド(BRS)が使用され始めていますが，ストラットが厚いため血栓症をきたしやすい可能性があるとされ，DAPT期間は長くしたほうがよい可能性があります．今後のデータの蓄積が待たれます．

文 献

1) Yasue H, et al：Effects of aspirin and trapidil on cardiovascular events after acute myocardial infarction. Japanese Antiplatelets Myocardial Infarction Study(JAMIS)Investigators. Am J Cardiol **83**：1308-1313, 1999
2) Wiviott SD, et al：Prasugrel versus clopidogrel in patients with acute coronary syndromes. N Engl J Med **357**：2001-2015, 2007
3) Gwon HC, et al：Six-month versus 12-month dual antiplatelet therapy after implantation of drug-eluting stents：the Efficacy of Xience/Promus Versus Cypher to Reduce Late Loss After Stenting(EXCELLENT)randomized, multicenter study. Circulation **125**：505-513, 2012
4) Kim BK, et al：A new strategy for discontinuation of dual antiplatelet therapy：the RESET Trial(REal Safety and Efficacy of 3-month dual antiplatelet Therapy following Endeavor zotarolimus-eluting stent implantation). J Am Coll Cardiol **60**：1340-1348, 2012
5) Valgimigli M, et al：Short-versus long-term duration of dual-antiplatelet therapy after coronary stenting：a randomized multicenter trial. Circulation **125**：2015-2026, 2012

6) Mauri L, et al：Twelve or 30 months of dual antiplatelet therapy after drug-eluting stents. N Engl J Med **371**：2155-2166, 2014
7) Dewilde WJ, et al：Use of clopidogrel with or without aspirin in patients taking oral anticoagulant therapy and undergoing percutaneous coronary intervention：an open-label, randomised, controlled trial. Lancet **381**：1107-1115, 2013
8) Kirchhof P, et al：2016 ESC Guidelines for the management of atrial fibrillation developed in collaboration with EACTS：The Task Force for the management of atrial fibrillation of the European Society of Cardiology（ESC）Developed with the special contribution of the European Heart Rhythm Association（EHRA）of the ESCEndorsed by the European Stroke Organisation（ESO）. Eur Heart J. 2016［Epub ahead of print］

［向後　隆章・高山　忠輝］

7 心臓血管外科手術後

　冠動脈バイパス術（CABG）後の抗血小板療法は，グラフト閉塞（特に静脈グラフト）予防と動脈硬化性疾患における血栓症予防の目的で行われます．CABG後のアスピリン投与については古くから臨床研究が行われており，術後のアスピリン投与は静脈グラフト閉塞を有意に抑制しますが，動脈グラフトの開存率については明らかではありません[1]．アスピリン投与の前向き無作為化比較試験（RCT）において，術後早期の投与は有効でしたが[1,2]，48時間以降に開始された場合には無効であり[3]，アスピリン投与は術後早期に開始すべきといわれています．

　アスピリンとクロピドグレルの抗血小板薬2剤併用療法（DAPT）はアスピリン単独に対して出血イベントを増加させますが，静脈グラフトの開存率を向上させるか否かについては明らかではありません．最新の臨床研究で，Ebrahimiらはオンポンプ CABG とオフポンプ CABG の RCT である ROOBY 試験のサブ解析で，953名の患者を対象として術後1年後のグラフト開存率を検討しましたが，クロピドグレル投与の有無はグラフト開存率に影響を及ぼさなかったと報告しています[4]．また Hansson らは，術前からの抗血小板療法について検討し，術前にアスピリンとクロピドグレル（1,266例）あるいは ticagrelor（978例）の投与中止と出血イベントについて検討しています．術前24時間以内の投与中止例はクロピドグレル群，ticagrelor 群ともに出血イベントは多く，さらに術後3日以内，5日以内の中止は，ticagrelor はクロピドグレルに比べ，出血イベントが有意に少なかったと報告しています[5]．

　今回，CABG 後の抗血小板療法について，最新のガイドラインから述べます．

1 米国心臓病学会のガイドライン

　2015年の米国心臓病学会（ACC）のガイドラインで，クラスⅠ，エビデンスレベルAとして，①アスピリン（81～325 mg/日）は術前と術後6時間以内に投与すべきであり，グラフト閉塞や心血管イベント抑制のために継続的

に投与すべき，②オフポンプ後はグラフト閉塞減少のためにアスピリン（81〜325 mg/日）とクロピドグレル（75 mg/日）を1年間投与すべきとしています．クラスⅡa，エビデンスレベルAとして，1剤の抗血小板療法の場合は，アスピリン 81 mg/日より 325 mg/日を推奨していますが，有効性は確立していません．クラスⅡa，エビデンスレベルBとして，急性冠症候群（ACS）ではアスピリンとプラスグレルあるいは ticagrelor が理にかなっていますが，現時点では前向き研究はありません．クラスⅡa，エビデンスレベルCとして，アスピリンが使用できない場合は，クロピドグレル（75 mg/日）を投与すべきといわれています[6]．

2 日本のガイドライン

　前述の ACC のガイドラインをみると，日本人にはアスピリンの用量が多いこと，クロピドグレルとプラスグレルは経皮的冠動脈インターベンション（PCI）に対する投与しか保険では認められておらず，CABG 後には認められていないこと，また ticagrelor は現時点では日本では使用できないことが問題点です．したがって，日本では CABG 後の抗血小板療法はアスピリンによるものが主です．また CABG 後の抗血小板療法に関しては，海外では数多く臨床研究がなされていますが，日本人を対象とした大規模な臨床研究はほとんど行われていないため，欧米のガイドラインを参考にして作成せざるをえないのが現状です．そのなかで，日本循環器学会のガイドラインではクラスⅠとして**アスピリン 81〜325 mg/日の投与（術後 48 時間以内の投与開始を推奨）**，クラスⅡとして**アスピリン禁忌症例でのチクロピジン，クロピドグレル投与**，クラスⅡbとして**ワルファリンの投与**があげられています[7]．また『虚血性心疾患に対するバイパスグラフトと手術術式の選択ガイドライン（2011 年改訂版）』で，クラスⅠ，エビデンスレベルAとして，アスピリンは静脈グラフトの早期閉塞の防止のために選択されるべき薬剤で，**アスピリンの投与は標準治療であり，術後イベントを予防するために継続すべきである**とされています[8]．

文献

1) Chesebro JH, et al : Efftects of dipyridamole and aspirin on late vein-graft patency after coronary bypass operations. N Engl J Med **310** : 209-214, 1984
2) Lorenz RL, et al : Improved aortocoronary bypass patency by low-dose aspirin (100 mg daily) : Effects on platelet aggregation and thromboxane formation. Lancet **1** : 1261-1264, 1984
3) Sharma GV, et al : The effect of antiplatelet therapy onsaphenuos vein coronary artery bypass graft patency. Circulation 68 (Suppl Ⅱ) : Ⅱ 218-221, 1983
4) Ebrahimi R, et al : Effect of clopidgrel use post coronary artery bypass surgery on graft patency. Ann Thorac Surg **97** : 15-21, 2014
5) Hansson EC, et al : Coronary artery bypass grafting-related bleeding complications in patients treated with ticagrelor or clopidogrel : a nationwide study. Eur Heart J **37** : 189-197, 2016
6) Kulik A, et al : Secondary prevention after coronary artery bypass graft surgery : a scientific statement from the American Heart Association. Circulation **131** : 927-964, 2015
7) 日本循環器学会合同研究班：循環器病の診断と治療に関するガイドライン 循環器疾患における抗凝固・抗血小板療法に関するガイドライン（2009年改訂版）（http://www.j-circ.or.jp/guideline/pdf/JCS2009_hori_h.pdf）
8) 虚血性心疾患に対するバイパスグラフトと手術術式の選択ガイドライン（2011年改訂版）（http://www.j-circ.or.jp/guideline/pdf/JCS2011_ochi_h.pdf）

［瀬在　明］

II 抗血小板療法のおさらい―イマのコンセンサスとエビデンス

2 循環器疾患における抗血小板療法
―コンセンサスとエビデンス
B. 下肢動脈疾患

1 ステント留置後

1 下肢動脈の特長と抗血小板薬投与の目的

　下肢動脈は冠動脈と異なり，①収縮期に血流の多くが流れる，②血管径が大きい，③血管長が長いなどの特長があります．これに加えて下肢動脈ステントには，冠動脈ステントと異なり①自己拡張型である，②金属量が多い，③ステント径が大きい，④ステント長が長いといった違いがあります．では，抗血小板療法の目的とは何なのでしょうか．

　下肢動脈ステント留置に伴う抗血小板薬投与のおもな目的は，①ステント血栓症の予防，②開存率の向上と症状の緩和，③心血管イベントの予防であると考えられます．ステント血栓症の予防には，血小板凝集を強力に抑える$P2Y_{12}$受容体阻害薬が望ましいです．本邦では保険収載されているクロピドグレルということになります．ただ，アジア人に対する抵抗性の高さを気にする術者もおり，少量のアスピリンを併用し，いわゆるDAPTにすることで予防を期待することが多いです．開存率や症状の緩和でいえば，腸骨動脈はそもそもステント留置後の反応は良好で，高い開存率が報告されており，腸骨動脈領域の抗血小板療法を考えるうえで重要な因子とはなりません．一方で，いまだ再狭窄率が高い浅大腿動脈領域では，開存率の向上（症状の緩和）は重要な因子です．シロスタゾールは再狭窄予防効果が証明されており，考慮しうる薬剤です．心血管イベントの予防に関しては，TASC Ⅱ 2007[1]では，

クロピドグレルまたはアスピリンの**どちらか**が推奨されています．また，薬剤併用による出血リスクも投与するうえでの懸念材料ですが，薬剤数が多くなることよりも，アスピリンに対する出血リスクの関与が強いと考えられる報告もあり一定の解釈はありません．また，一般的には必要な薬剤を必要な期間投与すれば，その後中止するのが望ましいと考えられます．以上から，

①ステント血栓症の予防：クロピドグレル＋アスピリン
②大腿膝窩動脈病変に対する血管内治療後の開存率向上，症状の緩和：シロスタゾール
③心血管イベントの予防：クロピドグレルまたはアスピリン

の3つが，ステント留置後の抗血小板療法を行ううえでの骨子となり，文献上や臨床上の経験から組み合わせていくことになります．なお，**アスピリンは本邦では下肢末梢動脈疾患への保険適用がないため注意が必要です．**

2 当院でのステント留置後の抗血小板療法

本邦でステント留置が可能な下肢病変は，大動脈腸骨動脈と大腿膝窩動脈病変の2つに分けられます．それぞれについて，当院での自験例を含めステント留置後の抗血小板療法を述べます．なお，膝下動脈病変においては現時点で保険収載されているステントはないため，本項では割愛します．

a 大動脈腸骨動脈病変

大動脈腸骨動脈病変に対するステント留置後の開存率は良好であることが知られています．そのため，開存率の向上や症状の緩和を目的に，付加的にシロスタゾールの追加を考慮する必要はありません．急性期のステント血栓症を予防したあとは，心血管イベント予防として抗血小板薬を投与継続することとなります．当院ではステント留置後，最初の1ヵ月程度はDAPT（クロピドグレル＋アスピリン）を行い，その後クロピドグレル単剤としています（表1）．DAPT期間を1ヵ月とすることについての明らかな根拠はありません．ただ，冠動脈ベアメタルステント（BMS）のDAPT期間が1ヵ月であ

表1 当院におけるステント留置後の抗血小板療法

1. 大動脈腸骨動脈病変
    - 術前〜術後1ヵ月：
      アスピリン 81〜100 mg/日＋クロピドグレル 75 mg/日
    - 術後1ヵ月以降：
      クロピドグレル 75 mg/日単剤
      ＊ステント拡張不良例，高度石灰化例，高度屈曲症例，Leriche 症候群などの複数本ステント留置例ではDAPT期間は3ヵ月．
2. 大腿膝窩動脈病変
    - 術前〜術後12ヵ月：
      シロスタゾール 100〜200 mg/日＋クロピドグレル 75 mg/日
    - 術後12ヵ月以降
    - TASC II AB 病変：
      クロピドグレル 75 mg/日単剤
    - TASC II CD 病変：
      シロスタゾール 100〜200 mg/日＋クロピドグレル 75 mg/日
      ＊シロスタゾール内服困難例ではアスピリンで代用．

り，多くの臨床的経験からそれで問題がないことを経験しているので，追従して1ヵ月で行っています．病理所見でいえば，大動脈腸骨動脈ステント留置1ヵ月後は，冠動脈と異なり全周性の内皮で覆われていることは少ないです．血管径が大きいからなのか，自己拡張型ステントだからなのか，修復の機序が冠動脈と異なるからなのか定かではありませんが，通常，ステントが内皮で完全に被覆されるには3ヵ月程度必要ではないかと推測されています．であるならば，**DAPT期間は，病理的には3ヵ月以上が望ましい**ということになります．さらに，偏心性の石灰化病変などで浮き立つステントストラットは，内皮に覆われることなく，むき出しのままに見えることも少なくありません．一方で，筆者は大動脈腸骨動脈ステント留置1ヵ月後にDAPTからクロピドグレル単剤にしてステント血栓症を発症した経験はありません．血管が太く，血流が多いことから，ステント血栓症のリスクは高くないのかもしれません．そう考えると**DAPTは1ヵ月で中止しても，臨床的には問題ない**と考えられます．そもそもDAPTの必要があるのかという議論もあります．実際ヨーロッパでは，抗血小板薬単剤によるステント留置を一般的に行っている施設もありますが，それによってステント血栓症の発生率が有意に高いということはありません．人種差（個体差）が少なく，ある

程度確実な抗血小板作用が得られる薬剤があれば，本邦でも今後はそうした考え方も一般的になるかもしれません．

当院での腸骨動脈ステント留置後の抗血小板療法は，原則1ヵ月間アスピリン100 mg＋クロピドグレル75 mgを投与し，その後クロピドグレル単剤としています．ただし，**ステント拡張不良例，高度石灰化例，高度屈曲症例，Leriche症候群などの複数本ステント留置例**といったステント血栓症のハイリスクと考えられる症例では，DAPT期間は3ヵ月と延長しています（表1）．

ⓑ 大腿膝窩動脈病変

大腿膝窩動脈病変に対しては，わが国では2016年2月の時点で3種のBMS（S. M. A. R. T.®, MISAGO®, Zilver Flex®）と1種のパクリタキセル溶出性ステント（PES）（Zilver PTX®）が使用可能です．

腸骨動脈ステント留置後と異なり，大腿膝窩動脈病変へのBMS留置後は再狭窄率が高いため，開存率の維持や症状の緩和（再血行再建の回避）のためにシロスタゾール投与が望ましいことが日本人の無作為化比較試験より複数報告されています[2,3]．機序として新生内膜の増殖抑制効果や血管拡張作用が推察されます．周知のとおり，シロスタゾールは間欠性跛行の改善薬として血管内治療前に投与されていることが多いことから，効果不十分で血管内治療を行う際も，上記の観点から内服継続が望ましいです．一方で動悸や頻脈，頭痛の副作用があり，内服継続困難例では，減量するか中止することになります．大腿膝窩動脈病変領域の抗血小板療法の基本的考え方としては，ステント血栓症予防にはアスピリンとクロピドグレル，開存率の向上にはシロスタゾールです．ただ，急性期に3剤の抗血小板薬を投与することは出血イベントを助長しそうでためらってしまいます．そこで当院では，基本的に**クロピドグレルとシロスタゾールの2剤**で治療を行っています（表1）．シロスタゾールの内服継続困難例に対しては，**クロピドグレルとアスピリン**で行っています．BMSだけでなく薬剤溶出性ステント（DES）（Zilver PTX®）留置の際にも，同様の抗血小板療法を基本としています．理由は2ヵ月程度で薬剤がステントからすべて消失するのであれば，そこからBMSに準じた薬物レジメンでも問題ないと考えているからです．

シロスタゾールは再狭窄予防効果を主として内服継続しますが，いつまで

投与継続するのが望ましいのかが問題となります．永続投与が必要かどうかには議論が必要です．BMSの再狭窄のピークは約1年と報告[4]されていますが，その後も再狭窄は一定の頻度で生じることがわかっています．それゆえ，**最低でも1年は継続したほうがよいと考えられますが，いつまで投与するかについては一定の見解はありません**．再狭窄リスクの高くないグループであれば1年で十分かもしれないし，再狭窄リスクの高いグループの場合は，症状の緩和（再血行再建の回避）も含め，長期投与が望ましいと考えられます．

文献

1) Norgren L, et al：Inter-Society Consensus for the Management of Peripheral Arterial Disease（TASC Ⅱ）. Eur J Vasc Endovasc Surg **33**（Suppl1）：S1-S75, 2007
2) Soga Y, et al：Efficacy of cilostazol after endovascular therapy for femoropopliteal artery disease in patients with intermittent claudication. J Am Coll Cardiol **53**：48-53, 2009
3) Iida O, et al：Cilostazol reduces angiographic restenosis after endovascular therapy for femoropopliteal lesions in the Sufficient Treatment of Peripheral Intervention by Cilostazol study. Circulation **127**：2307-2315, 2013
4) Iida O, et al：Timing of the restenosis following nitinol stenting in the superficial femoral artery and the factors associated with early and late restenoses. Catheter Cardiovasc Interv **78**：611-617, 2011

［曽我　芳光］

2 バルーン拡張術後と鼠径靱帯バイパス術後

　本項では，ステント留置術以外の下肢動脈血行再建後の血流維持・開存性維持に必要な抗血小板療法に的を絞って解説します．末梢動脈疾患（peripheral artery disease：PAD）に対する血行再建後の抗血小板療法の有用性についての大規模多施設臨床比較試験は十分ではありませんが，さまざまな科が取り扱う疾患であるため，一定のコンセンサスは必要と考えます．

1 過去の報告から

a 大動脈腸骨動脈病変に対するバルーン拡張術後

　これらの部位に対するステント治療の有効性は多くの試験で示されており，病変性状によらず慢性期の高い開存率が期待できる部位であるため，最近ではバルーンのみで治療される機会は少なくなっています．

b 大腿膝窩動脈病変に対するバルーン拡張術後

　近年，日本において大腿膝窩動脈病変に対するステント治療は一般的となっていますが，TASC Ⅱ A/B 病変のような病変長の短い病変，ステント留置後慢性期開存性の維持が期待しにくい小血管，不十分拡張が予想される高度石灰化病変や末梢ランオフ不良例，関節部にかかるような病変にはバルーン拡張術が選択されることもあります．残念ながらこのような病変にフォーカスしたバルーン拡張術後の有効な抗血小板療法について，エビデンスレベルの高い検討はされていません．

　PADに対する血管内治療後の再狭窄・再閉塞の予防への抗血小板療法について記した The Cochrane Collaboration review[1] は 3,529 人の PAD を有する大動脈腸骨動脈，大腿膝窩動脈に対する血管内治療後の抗血小板療法について 22 の比較試験をまとめたものですが，対象が間欠性跛行例，重症虚血肢例，バルーン拡張術例，ステント留置例，その他の治療例とさまざまであり

評価時期も一定していないため，一概にバルーン拡張術後の最適な抗血小板療法の有効性を証明するものではありませんが参考にはなりえます．現在日本で使用可能な薬剤で，1年以上の再狭窄・再閉塞予防の結果があり臨床応用可能なものを下記に記します．

- 高用量アスピリンと低用量アスピリンの比較試験において，再狭窄・再閉塞率に差は認めなかった．
- アスピリン＋ジピリダモール併用とワルファリンの比較試験において，再狭窄・再閉塞率に差は認めなかった．
- クロピドグレル＋アスピリン併用と低分子ヘパリン＋ワルファリンの比較試験において，再狭窄・再閉塞率に差は認めなかった．
- アスピリン＋低分子量ヘパリン併用とアスピリン単独の比較試験において，重症下肢虚血患者ではアスピリン＋低分子量ヘパリン併用群が有意に再狭窄・再閉塞率を減少させた．
- アスピリン＋シロスタゾール併用とアスピリン＋クロピドグレル併用の無作為化比較試験（RCT）において，アスピリン＋シロスタゾール併用群において有意に再狭窄・再閉塞率が低かった．

c 膝下3分枝動脈病変に対するバルーン拡張術後

膝下3分枝動脈病変のバルーン拡張術後の抗血小板療法についての信頼できる比較試験は現在のところありません．

d 鼠径靱帯下バイパス術後

鼠径靱帯下バイパス術後の抗血小板薬，抗凝固薬の効果に関して5,683名の患者を対象とした16のRCTをまとめたsystematic review[2]があります．これらの試験は対象患者が間欠性跛行，重症虚血肢とさまざまで，バイパスも自家静脈，人工血管とまちまちです．比較された薬剤も古いものが多く，日本で使用できない薬剤もありました．

1）アスピリン＋ジピリダモール併用とプラセボの比較試験

アスピリン＋ジピリダモール併用群で，プラセボ群に比較し12ヵ月後のグラフト開存率が改善しました．
サブ解析では，自家静脈グラフトの場合，両群に有意差はみられませんで

した．人工血管グラフトの場合，アスピリン＋ジピリダモール併用群でプラセボ群に比較し12ヵ月後のグラフト開存率が改善しました．

2）アスピリンとワルファリンの比較試験

全体で両群に12ヵ月目までの開存率に有意差は認めませんでした．

サブ解析では，自家静脈グラフトの場合，ワルファリン群で12，24ヵ月後の開存率は改善しましたが，人工血管グラフトの場合，両群で開存率に有意差は認めませんでした．

3）チクロピジンとプラセボの比較試験

自家静脈グラフトにおいて，チクロピジン群で6，12，24ヵ月後のグラフト開存率がプラセボ群に比較し改善しました．

4）クロピドグレル＋アスピリン併用とアスピリン単独の比較試験

両群で24ヵ月目までの開存率に有意差は認めませんでした．

自家静脈グラフトの場合，両群に有意差はみられませんでしたが，人工血管グラフトの場合，クロピドグレル＋アスピリン併用群でアスピリン単独に比較し24ヵ月後のグラフト開存率が改善しました．

2 筆者の日常臨床における抗血小板療法の使い方

a 血管内治療後

1）PAD単独症例
　①大動脈腸骨動脈バルーン拡張術後：アスピリンあるいはクロピドグレルのどちらか1剤（投与期間：可能なら半永久的）．
　②大腿膝窩動脈バルーン拡張術後：アスピリンあるいはクロピドグレルどちらか1剤とシロスタゾールの2剤（投与期間：アスピリンあるいはクロピドグレルは可能なら半永久的，シロスタゾールは可能なら1年間）．
　③膝下3分枝動脈バルーン拡張術後：アスピリンあるいはクロピドグレルのどちらか1剤（投与期間：可能なら半永久的）．

2）PAD＋冠動脈薬剤溶出性ステント（DES）留置1年以内症例

それぞれのDESのDAPT投与期間に準じます（大腿膝窩動脈バルーン拡

張術後はシロスタゾールの1年間の追加投与を考慮).

3) **心房細動などへの抗凝固薬投与中のPAD単独症例**
   抗凝固薬投与に加えてPAD単独症例の抗血栓薬の使い方に準じます.

4) **心房細動などへの抗凝固薬投与中でPAD＋冠動脈DES留置1年以内の症例**
   抗凝固薬投与に加えてそれぞれのDESのDAPT投与期間に準じます（大腿膝窩動脈バルーン拡張術後はシロスタゾールの1年間の追加投与を考慮).

ⓑ 鼠径靱帯下バイパス術後

①**静脈グラフトによるバイパス術後**：アスピリンあるいはクロピドグレルのどちらか1剤（可能なら半永久的).
②**人工血管によるバイパス術後**：アスピリンあるいはクロピドグレルのどちらか1剤（可能なら半永久的).

臨床においては条件の悪い静脈バイパス，末梢ランオフ不良例，人工血管バイパスの血栓症の予防にワルファリンに代表される抗凝固薬を投与する症例がありますが，確固たる有効性は示されておらず，患者個々の出血リスクを踏まえて考慮する必要があります.

なお，上記はあくまで内服コンプライアンスがよく出血イベントの危険性が少ないと思われる症例に対する当院の処方例であり，併存疾患の重症度により調節が必要なことはいうまでもありません.

下肢PADに対するバルーンによる血管内治療後，鼠径靱帯下バイパス術後の抗血小板療法の有効性につき，過去の有用となる報告，実臨床から学んだ筆者の経験よりまとめました．現在本邦で使用可能な抗血小板薬のなかでも特に**アスピリン，クロピドグレル，シロスタゾールを患者背景，病変背景，出血イベントのバランスから上手く組み合わせて使用する**のがよいかと思われます.

文献

1) Robertson L, et al：Antiplatelet and anticoagulant drugs for prevention of restenosis/reocclusion following peripheral endovascular treatment. Cochrane

Database Syst Rev **15**：CD002071, 2012
2）Bedenis R, et al：Antiplatelet agents for preventing thrombosis after peripheral arterial bypass surgery. Cochrane Database Syst Rev **19**：CD000535, 1-90, 2015

［川﨑 大三］

3 アテローム血栓症における薬物療法

　末梢動脈疾患（PAD）は，全身の動脈硬化症の一部分症です．おもな危険因子としては糖尿病，脂質異常症，喫煙，高血圧などがあげられます．PADは冠動脈疾患，脳血管疾患，腎障害などを合併することが多く，その生命予後はきわめて不良です[1]．また，下肢の症状が重症化するほどその予後は不良となります[2]．その死因の半数は心血管疾患によることから，PADの診療に際しては下肢病変治療と同時に全身血管の合併疾患を考慮に入れた早期診断と，抗血小板薬投与を含めた治療が重要です．以下，アテローム血栓症としてのPADという視点から抗血小板療法について概説します．

1　PADに合併する他の血管疾患

　動脈硬化は全身性に進行するため，PAD患者には冠動脈疾患や脳動脈・頸動脈疾患，腎動脈狭窄，大動脈瘤などの合併頻度が高いとされています[1]．当院のPAD患者における脳梗塞合併頻度についての検討では，56％に脳梗塞またはラクナ梗塞を認め，合併率は正常対象群の2倍以上でした[3]．冠動脈疾患合併の検討では，冠動脈疾患既往を21％に認めました[4]．冠動脈造影では1枝病変：25.9％，2枝病変：13.5％，3枝または主幹部病変：10.6％であり，総計では50.1％に有意狭窄病変を認め，既往歴のある患者を加えると55.9％に冠疾患の合併を認めました．

2　PADの全体的治療戦略

　PADにおける間欠性跛行の治療手順として，国際的ガイドラインであるTASC Ⅱでは，全体的治療戦略として次のような治療選択が標準治療とされています．

ⓐ 危険因子の改善と抗血小板薬投与

　PAD患者は前述のように多くの危険因子を有しており，生命予後が不良です．そのため，これらの危険因子をもつ患者の管理と治療が最初の段階となります．禁煙，血圧や脂質の管理，糖尿病治療が必要です．さらに，抗血小板薬の投与が必須の治療とされます．TASC Ⅱではすべての症候性PAD患者に対して，他の心血管疾患の病歴の有無にかかわらず，心血管イベント発生率および死亡率のリスクを減少させるため，抗血小板薬を長期間処方するべきであるとされています．アスピリンは，心血管疾患の臨床的徴候をもつPAD患者に有効です．クロピドグレルは，他の心血管疾患の臨床的徴候の有無にかかわらず，症候性PAD患者サブグループの心血管イベントの減少に有効であるとされます．このように**PAD患者では冠動脈疾患や脳梗塞と同様に，アスピリンあるいはクロピドグレルどちらかの抗血小板薬を一生涯投与することが推奨されています**[1]．さらに，PAD患者は高齢者が多いため消化管出血の合併も多く，出血予防の薬剤を併用することも重要になります．

ⓑ 跛行改善および血行再建術後の薬物療法

　間欠性跛行患者の治療は，**上記の各種危険因子の管理と抗血小板薬に加えて，運動療法と薬物療法としてシロスタゾールを投与することが推奨されています**[1]．ただし，シロスタゾールには頭痛や頻脈などの副作用を訴える人も多いため，**ベラプロストやサルポグレラート**などの使用も選択肢となります．

　運動薬物療法で十分な症状改善が得られない場合には，血行再建術が施行されます．血管内治療後の再狭窄は，末梢血管では内膜増殖，血管リモデリングに加え血栓形成も原因とされています．シロスタゾールやベラプロストでは，抗血小板作用に加え内膜過増殖を抑制することや[5]，シロスタゾールでは遠隔期の大腿膝窩動脈病変の開存率を改善することが報告されています[6]．筆者らは冠動脈や脳血管疾患の発症を防ぐために，**原則としてアスピリンあるいはクロピドグレルにもう1剤，抗血小板作用と血管拡張作用をもつ薬を加え，2剤を投与しています**．

文献

1) Norgren L, et al：Inter-Society Consensus for the Management of Peripheral Arterial Disease（TASC Ⅱ）. J Vasc Surg **45**（Suppl S）：S5-67, 2007
2) Kumakura H, et al：The influence of the obesity paradox and chronic kidney disease on long-term survival in a Japanese cohort with peripheral arterial disease. J Vasc Surg **52**：110-117, 2010
3) Araki Y, et al：Prevalence and risk factors for cerebral infarction and carotid artery stenosis in peripheral arterial disease. Atherosclerosis **223**：473-477, 2012
4) Kumakura H, et al：High-sensitivity C-reactive Protein, Lipoprotein（a）and Homocysteine are Risk Factors for Coronary Artery Disease in Japanese Patients with Peripheral Arterial Disease. J Atheroscler Thromb **22**：344-354, 2015
5) Kumakura H, et al：Effects of antiplatelet agents and other factors on neointimal proliferation in iliac artery stenting：intravascular ultrasound analysis. Ann Vasc Dis **2**：100-108, 2009
6) Soga Y, et al：Efficacy of cilostazol after endovascular therapy for femoropopliteal artery disease in patients with intermittent claudication. J Am Coll Cardiol **53**：48-53, 2009

［熊倉 久夫］

II 抗血小板療法のおさらい―イマのコンセンサスとエビデンス

2 循環器疾患における抗血小板療法 ―コンセンサスとエビデンス
C. 脳血管障害

1 脳出血における薬物療法

1 抗血小板薬内服中の脳出血の特徴

　降圧薬の普及や進歩により高血圧性脳出血の頻度は減少していますが，抗血小板薬関連の脳出血は年々増加しています．わが国の多施設共同研究（BAT研究）によると，脳出血を起こした1,006例のうち268例（27％）が発症前に抗血栓薬を服用していました[1]．

　頭蓋内出血の頻度は，抗血小板薬単剤群で0.34％/年，抗血小板薬2剤併用群で0.6％/年，ワルファリン＋抗血小板薬群で0.96％/年でした．特に脳血管障害の既往がある患者では，それぞれ0.37％/年，0.8％/年，1.36％/年と増加します[1]．長年にわたる高血圧の既往や細動脈硬化が，頭蓋内出血を増加させる原因と考えられます．

　出血した場合の血腫拡大は，抗血栓薬非投与群が18％であったのに対して抗血小板薬単剤群で27％，ワルファリン＋抗血小板薬群で45％であり，2～5倍増加します．3週間後の死亡率は，抗血栓薬非投与群が11％であったのに対して抗血小板薬単剤群で22％，ワルファリン＋抗血小板薬群で43％と3～9倍増加します．

　血小板薬関連の脳出血の部位は，視床，小脳を含む後方循環系が多く，被殻出血が比較的少ない傾向にあります[1]．特に小脳出血は，抗血栓薬を内服しない患者に比べて2～3倍となりますが，原因はわかっていません．また，

皮質下出血の割合も多く，脳内微小出血（cerebral microbleeds：CMBs）の好発部位と類似しているという特徴もあります．

2　脳出血を起こした場合，抗血小板薬の再開は可能か？

　2015年に改訂されたわが国の『脳卒中治療ガイドライン2015』においては，「抗血栓療法中に合併した脳出血症例において，血栓症および塞栓症発症の危険性が高い場合には，止血完了後に抗血栓療法の再開を考慮しても良いが，再開のタイミングについては十分な科学的根拠がない（グレードC1）」と記載されており，現時点では一定の見解や基準はありません[2]．米国心臓協会（AHA）/米国麻酔科学会（ASA）ガイドラインでは，「出血後は薬剤中止し適切な処置を行い，出血急性期の少なくとも1～2週間は抗血栓療法を再開すべきでなく，動静脈血栓塞栓のリスクや脳出血のリスクなど患者のすべての状態を総合的に考慮して再開を決定する」とされています[3]．

　長期間アスピリン服用中の虚血性脳卒中および一過性脳虚血発作（transient ischemic attack：TIA）患者309例を対象とした症例対照研究では，アスピリン中止に伴う脳梗塞の発症のオッズ比は3.4となっています．休薬による虚血性脳卒中または心筋梗塞の発生率のほうが，再開による脳出血の再発率よりも高いとの報告もあります．このように，**抗血小板薬再開は，将来的に虚血性疾患リスク低下のためには有用ですが，相反する出血イベントを起こさないよう細心の注意が必要となります**．

3　抗血小板薬を再開するための条件，タイミングは？

　当科では，脳出血後に抗血小板薬を再開する条件として，以下の5つを考慮しています．

　①抗血小板薬の投与が適切であったかの再考：実臨床では，はっきりとした理由がなく漫然と抗血小板薬が投与されているケースが少なくありません．たとえば，無症候性脳梗塞に対する抗血小板療法はエビデンスがなく勧

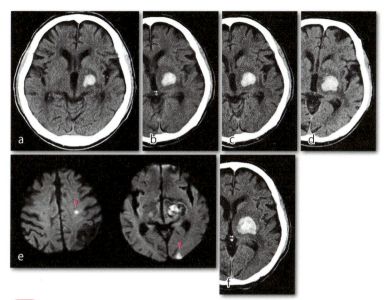

図1 抗血栓薬を中止したにもかかわらず2週間血腫が増大した症例
（77歳，男性）

心房細動，心臓バイパス手術の既往があり，ワルファリン，アスピリン内服中に左視床出血発症．ビタミンK 10 mgでワルファリンを中和し，バイアスピリン中止．厳重な降圧を行ったが，14日目まで出血は少しずつ拡大した．第10病日には脳梗塞も発症した．
a：発症後2時間，b：2日後，c：4日後，d：9日後，e：10日後（MRI拡散強調画像），f：14日後．

められません．降圧療法がもっとも重要で，高血圧症例には適切かつ十分な降圧療法が勧められています[2]．

　②**頭蓋内出血について止血が完了していること**：一般的に高血圧性脳出血は発症後6時間以内にもっとも増大し，およそ24時間以内に止血します．24時間以降も拡大する持続性脳出血の割合は少ないとされています．しかし，抗血小板作用は休薬とともに漸減していくものの，1〜2週間持続することもあるので注意が必要です．まれですが24時間以降に血腫が増大した症例も経験しています（図1）．頭部CTで血腫増大がなく，神経学的所見の悪化がないことが確認できるまでは再開すべきではありません．

　③**厳密な血圧コントロールができていること**：これはもっとも重要です．

一般的に脳出血急性期は血圧が高いため，収縮期血圧＜130 mmHg[1])を目標に持続降圧します．血圧変動も脳出血のリスクとされ，血圧変動の大きい透析患者などは特に注意が必要です．

④**全身的に出血傾向がないこと**：消化管出血に対する抗潰瘍薬投与などの出血予防策も必要です．血小板数の減少，腎機能障害や出血傾向（皮下出血斑など）がある場合，抗血小板薬は再開できない場合があります．再開に際して，その他の出血リスク〔高血圧，糖尿病，過剰なアルコール摂取，喫煙，不要な抗血栓薬・非ステロイド抗炎症薬（NSAIDs）内服など〕はできるだけ排除していきます．

⑤**CMBsの確認や脳アミロイドアンギオパチーの存在の推定**：抗血小板薬やワルファリンを服用している患者では，CMBsが多く認められます．抗血小板薬の単剤投与であっても長期に投与する場合には，CMBsの存在は脳出血の危険性を有意に高めるため，磁化率強調MRIでCMBsの存在と数を確認しておきます．lobar CMBs（皮質，皮質下）はおもに脳アミロイドアンギオパチーを反映しているとされ，注意が必要です．

再開のタイミングについての明らかなエビデンスはありません．脳卒中患者320例の検討では，抗血小板薬中止に関連した脳梗塞は4.5％ですが，中止後6〜10日に発症することが多いとされています．前述したような項目の治療や精査には1週間程度は要するため，**再開は1〜2週間後になります**．しかし，血栓症ハイリスク群〔冠動脈疾患の合併，冠動脈ステント留置後2ヵ月以内，冠動脈薬剤溶出性ステント（DES）留置後12ヵ月以内，頸動脈内膜剝離術（carotid endarterectomy：CEA）または頸動脈ステント留置術（carotid artery stenting：CAS）後2ヵ月以内，脳主幹動脈に50％以上の狭窄を伴う虚血性脳卒中，最近発症した虚血性脳卒中，高度の末梢性動脈疾患（PAD）など〕では，休薬期間はできるだけ短くします．

4 再開するならばどの薬剤か？

再開する薬剤については，血栓塞栓症予防に加えて，脳出血再発予防の観点から相対的に有用な薬剤を選択します．

a アスピリン

虚血性脳卒中に対する有用性が，出血性脳卒中のリスクを上回ると考えられています．米国では一次予防ではリスクとベネフィットが同等，二次予防ではベネフィット＞リスクと考えられ，二次予防における使用が推奨されています[4]．また，他の抗血小板薬と比べコストが圧倒的に安く，費用対効果という意味では優れた選択肢です．しかし，アジア人ではアスピリンによる頭蓋内出血が多いので，出血リスクが高い場合には注意が必要です．

b クロピドグレル

CAPRIE 試験によれば，有意差はありませんが，頭蓋内出血はアスピリンよりも少ない傾向にあります（消化管出血は有意にアスピリンよりも少ない結果です）．しかし，遺伝子多型（CYP2C19*2 機能喪失型）は日本人に多く，有効性という面では人種差を考慮する必要があります．

c シロスタゾール

中国で行われた CASISP 試験や日本の CSPS II 試験では，シロスタゾール（200 mg/日，2 分服）の脳卒中再発低減効果は，アスピリン（100 mg/日，1 分服）と同等で，脳出血合併率はアスピリン群よりも有意に少ないため，ラクナ梗塞，脳小血管病の再発予防としてはアスピリンの代替薬の候補となりえます．当科では，頭痛や頻脈の副作用も考慮し，出血後の再開はシロスタゾール 100 mg，1 分服から再開することもあります．

d 抗血小板薬 2 剤併用療法（DAPT）

明らかに脳出血を増加させることがわかっており，DAPT による再開は特に慎重にします．血栓塞栓症のハイリスクでどうしても DAPT が必要な場合は，CATHARSIS 試験で頭蓋内動脈狭窄症に対するアスピリン＋シロスタゾール併用療法が 2 年間で出血イベントを増加させないと報告されたことから，選択肢の 1 つとなるかもしれません．2013 年に報告された CHANCE 試験[5]の結果から，クロピドグレル＋アスピリン併用療法は，短期間（21 日間以内）であれば頭蓋内出血発症を増加させず脳梗塞再発を減少させましたが，

これは急性期脳梗塞を対象としたものです．いずれにしても，厳重な降圧治療のもと1剤からの再開になります．

心房細動と冠動脈疾患を合併する患者においては，欧州心臓病学会（ESC）のアルゴリズムを参考に，CHA_2DS_2-VASc スコア，HAS-BLED スコアさらに安定冠動脈疾患か急性冠症候群かを考慮した抗血栓薬の選択になります[6]．抗凝固薬は抗血小板作用がありますが，抗血小板薬には抗凝固作用はないので，可能な限り不要な抗血栓薬は中止し，可能ならば抗凝固薬単剤を目指すことになります．

文献

1) Toyoda K, et al：Antithrombotic therapy influences location, enlargement, and mortality from intracerebral hemorrhage：The Bleeding with Antithrombotic Therapy（BAT）Retrospective Study. Cerebrovasc Dis **27**：151-159, 2009
2) 日本脳卒中学会 脳卒中ガイドライン委員会（編）：脳卒中治療ガイドライン 2015，協和企画，東京，2015
3) Hemphill JC 3rd, et al：Guidelines for the Management of Spontaneous Intracerebral Hemorrhage：A Guideline for Healthcare Professionals From the American Heart Association/American Stroke Association. Stroke **46**：2032-2060, 2015
4) He J, et al：Aspirin and risk of hemorrhagic stroke：a meta-analysis of randomized controlled trials. JAMA **280**：1930-1935, 1998
5) Wang Y, et al：Clopidogrel with aspirin in acute minor stroke or transient ischemic attack. N Engl J Med **369**：11-19, 2013
6) Lip GY, et al：Management of antithrombotic therapy in atrial fibrillation patients presenting with acute coronary syndrome and/or undergoing percutaneous coronary or valve interventions：a joint consensus document of the European Society of Cardiology Working Group on Thrombosis, European Heart Rhythm Association（EHRA）, European Association of Percutaneous Cardiovascular Interventions（EAPCI）and European Association of Acute Cardiac Care（ACCA）endorsed by the Heart Rhythm Society（HRS）and Asia-Pacific Heart Rhythm Society（APHRS）. Eur Heart J **35**：3155-3179, 2014

［田尻 征治・橋本洋一郎］

2 脳梗塞急性期

　脳梗塞急性期の抗血小板療法について，2015年6月に改訂された『脳卒中治療ガイドライン2015』に沿って概説します[1]．心原性脳塞栓症では再発予防に抗凝固療法が勧められ，非心原性脳梗塞で抗血小板療法が勧められます．

1　アスピリン 160〜300 mg/日の発症早期（48時間以内）からの経口投与

　アスピリン 160〜300 mg/日を発症48時間以内の早期に経口投与し始めると転帰改善に有効であることが複数の研究で支持されており，**グレードA（行うよう強く勧められる）で推奨**されています．症候性頭蓋内出血の頻度をわずかながら増加させることに注意します[1]．

2　発症早期から亜急性期にかけての抗血小板薬2剤併用療法（DAPT）

　発症24時間以内の軽症脳梗塞もしくは一過性脳虚血発作（TIA）患者におけるクロピドグレル（loading 300 mg，維持量 75 mg/日）とアスピリン（loading 75〜300 mg，維持量 75 mg/日）の21日間の併用（22日目からはクロピドグレルのみ継続）はアスピリン単剤より3ヵ月間の脳卒中再発率を有意に低下させ，中等〜重症出血イベントを増加させませんでした（CHANCE試験）[2]．また，シロスタゾール（200 mg/日）のアスピリン療法への追加が，神経症候の増悪を抑制し転帰を改善させる可能性が示唆されています[3,4]．これらの研究を踏まえて，**発症早期から亜急性期にかけてのDAPTがグレードB（行うよう勧められる）で推奨**されています[1]．

3 オザグレル 160 mg/日の発症 5 日以内からの点滴静注療法

オザグレル 160 mg/日の点滴静注療法は，発症 5 日以内の脳血栓患者の転帰改善に有効であり，本治療は**グレード B（行うよう勧められる）で推奨**されます[5]．

抗血小板薬は脳梗塞の再発や増悪予防に有効ですが，出血イベントに注意を払う必要があります．特にアスピリンは頭蓋内出血や消化管出血のリスクがやや目立つので，必要に応じて血圧管理やプロトンポンプ阻害薬（PPI）の投与を考慮します．また，ヘモグロビン値を測定することで不顕性出血に早期に気づくように努めます．

文献

1) 日本脳卒中学会 脳卒中ガイドライン委員会（編）：脳卒中治療ガイドライン 2015，協和企画，東京，p64-65，2015
2) Wang Y, et al：Clopidogrel with aspirin in acute minor stroke or transient ischemic attack. N Engl J Med **369**：11-19, 2013
3) Nakamura T, et al：Cilostazol combined with aspirin prevents early neurological deterioration in patients with acute ischemic stroke：a pilot study. J Neurol Sci **313**：22-26, 2012
4) Shimizu H, et al：Cilostazol for the prevention of acute progressing stroke：a multicenter, randomized controlled trial. J Stroke Cerebrovasc Dis **22**：449-456, 2013
5) 大友英一，ほか：脳血栓症急性期における OKY-046 の臨床的有用性—プラセボを対照とした多施設二重盲検試験—．臨床医薬 **7**：353-388，1991

［矢坂 正弘］

3 脳梗塞慢性期

　抗血小板薬は，非心原性脳梗塞慢性期の再発予防に推奨されています[1]．抗血小板薬は生涯にわたる長期間の投与となることも多く，薬剤選択の際にはその効果に加えて安全性も考慮する必要があります．

1 アスピリン

　アスピリンは再発予防の基本薬として以前より広く用いられていますが，Antithrombotic Trialists' Collaboration のメタアナリシスでは，脳梗塞再発を 22% 減少させる一方で出血性脳卒中を 67% 増加させたとの結果が示されました[2]．ハイリスク症例における効果が十分でないことや，頭蓋内出血増加の可能性も指摘されており，注意を要します．**1 日 75〜150 mg の投与でもっとも大きな効果が得られる**とされています．胃腸障害の副作用にも十分注意する必要があります．

2 クロピドグレル

　CAPRIE 試験では，脳梗塞・心筋梗塞・末梢動脈疾患（PAD）を有する症例において，クロピドグレル群ではアスピリン群に比較して心血管イベントの相対リスクが有意に 8.7% 低下し，特に高リスク症例において有効性が優れていました[3]．**ハイリスク症例にはアスピリンよりもクロピドグレルが適している**と考えられます．CYP2C19 の遺伝子多型などにより効果に個人差がある可能性もあります．なお，他のチエノピリジン系薬であるチクロピジンに比べて副作用が有意に少なく，新規症例にはチクロピジンは使用されなくなっています．

3　シロスタゾール

　わが国で行われたCSPSⅡ試験において，シロスタゾールはアスピリンに比較して脳梗塞再発抑制効果は同等で，脳出血発症が約半数と有意に少なかったと報告されています[4]．病型別にみると，ラクナ梗塞で有意に出血性脳卒中が少なかったことから，**出血リスクが高いラクナ梗塞で有用性が高い**と考えられます．抗血小板作用に加えて，内皮機能改善や血管拡張作用も有しており，動脈硬化の進行抑制に有利に働いているといわれています．ただし，頻脈や頭痛などの副作用があるため，忍容性にやや難があります．

4　抗血小板薬2剤併用療法（DAPT）

　抗血小板薬単剤投与の再発抑制効果はまだ満足できるものではなく，それを補うためにDAPTの検討が行われました．アスピリンとクロピドグレルの組み合わせでは，単剤投与よりも出血イベントが増加したと報告され[5]，ガイドラインにおいても1年間以上の長期にわたるDAPTは行わないように推奨されています[1]．一方で，シロスタゾールは出血イベントが少なく，併用薬として期待されており，わが国においてその有用性を評価する臨床試験（CSPS.com）が進行しています．

文献

1) 日本脳卒中学会　脳卒中ガイドライン委員会（編）：脳卒中治療ガイドライン2015，協和企画，東京，p101-112，2015
2) Antithrombotic Trialists'（ATT）Collaboration：Aspirin in the primary and secondary prevention of vascular disease：collaborative meta-analysis of individual participant data from randomised trials. Lancet **373**：1849-1860, 2009
3) CAPRIE Steering Committee：A randomised, blinded, trial of clopidogrel versus aspirin in patients at risk of ischaemic events（CAPRIE）. Lancet **348**：1329-1339, 1996
4) Shinohara Y, et al：Cilostazol for prevention of secondary stroke（CSPS 2）：an aspirin-controlled, double-blind, randomised non-inferiority trial. Lancet

Neurol **9**:959-968, 2010
5) Diener HC, et al:Aspirin and clopidogrel compared with clopidogrel alone after recent ischaemic stroke or transient ischaemic attack in high-risk patients (MATCH):randomised, double-blind, placebo-controlled trial. Lancet **364**:331-337, 2004

［黒田　淳哉・北園　孝成］

4 ラクナ梗塞

ラクナ梗塞は穿通枝領域に起こる 15 mm 以下の小さな梗塞で，高血圧による穿通枝の動脈硬化，いわゆる"脂肪硝子変性（リポヒアリノーシス）"がおもな原因です．一方，穿通枝の動脈硬化は高血圧性脳出血と密接に関連するため，出血リスクを考慮したうえで治療方針を決定する必要があります．本項では急性期と慢性期に分けて，ラクナ梗塞の抗血小板療法について概説します．

1 急性期脳梗塞

ラクナ梗塞に限定したエビデンスは確立されていないため，非心原性脳梗塞の研究から推察します．『脳卒中治療ガイドライン 2015』では，発症 48 時間以内のアスピリン 160〜300 mg の経口投与はグレード A で推奨されています[1]．また，抗血小板薬 2 剤併用療法（DAPT）に関しては，発症早期から亜急性期までの使用に限定すればアスピリン単剤と比較し，出血リスクを上昇させずに，脳卒中再発を抑制するとグレード B で推奨されています．ただし，国外の大規模試験[2]で用いられたクロピドグレルの loading 300 mg は，わが国では保険適用外であること，また loading 75 mg 投与に関するエビデンスは乏しいことには留意する必要があります．わが国ではシロスタゾール 200 mg も用いられており，現在，非心原性脳梗塞患者を対象とした，アスピリンとシロスタゾールの併用療法の有効性と安全性を検討する研究である ADS が進行中です．

2 慢性期脳梗塞

『脳卒中治療ガイドライン 2015』では，慢性期の非心原性脳梗塞再発予防としてシロスタゾール 200 mg/日，クロピドグレル 75 mg/日，アスピリン

75～150 mg/日をグレードAで推奨しています[1]．ただし，**ラクナ梗塞の再発予防に抗血小板薬を使用することはグレードB**です．抗血小板薬の併用療法は，出血イベントを増加させるため**行わないよう勧められています（グレードD）**．単剤であっても出血リスクの高い症例（コントロール困難な高血圧，腎機能障害や微小出血の多い例）では，特に注意すべきでしょう．アスピリンと比べシロスタゾールやクロピドグレルは出血リスクが低いとされており，長期使用が必要な症例では考慮されます[3]．出血リスクを下げるためには**血圧管理（収縮期血圧 130 mmHg 未満）**が勧められます．特にラクナ梗塞は高血圧がおもな原因であり，**リスク軽減のみならず脳梗塞再発予防のためにも積極的な降圧が求められます**．

文 献

1) 日本脳卒中学会 脳卒中ガイドライン委員会（編）：脳卒中治療ガイドライン2015，協和企画，東京，p64-65，2015
2) Wang Y, et al：Clopidogrel with aspirin in acute minor stroke or transient ischemic attack. N Engl J Med **369**：11-19, 2013
3) Shinohara Y, et al：Cilostazol for prevention of secondary stroke（CSPS 2）：an aspirin-controlled, double-blind, randomised non-inferiority trial. Lancet Neurol **9**：959-968, 2010

［林　俊行・木村　和美］

5 アテローム血栓性脳梗塞

1 急性期

　アテローム血栓性脳梗塞は，頸動脈や脳動脈の動脈硬化性狭窄あるいは閉塞によって生じ，特に急性期には破綻したプラーク表面で血小板の活性化が連鎖的に生じるため，抗血小板薬2剤併用療法（DAPT）が行われます．

　症候性内頸動脈狭窄例を対象としたCARESS試験[1]と，頸動脈または頭蓋内動脈狭窄を有する発症7日以内の脳梗塞/一過性脳虚血発作（TIA）患者を対象としたCLAIR試験[2]の統合解析では，アスピリン＋クロピドグレルのDAPT群で，アスピリン単独群よりも脳梗塞の再発が有意に減少しました．またYiら[3]は，発症48時間以内の急性期アテローム血栓性脳梗塞を対象にクロピドグレル＋アスピリンのDAPT群と，アスピリン単剤療法群を比較し，7日以内の神経症状悪化（3.52% vs 9.78%）および30日以内の脳梗塞再発（1.76% vs 6.29%）がDAPT群で有意に少なかったことを報告しています．

　以上より，**アテローム血栓性脳梗塞の急性期では，クロピドグレルとアスピリンを用いたDAPTが有効であると考えられますが，本邦では脳梗塞に対するクロピドグレル300 mgのloadingが保険承認されていない点が問題です．**

2 慢性期

　一方，慢性期の再発についてはCHARISMA試験[4]およびMATCH試験[5]の結果から，**長期間のDAPTは虚血イベントの発症を抑制せず，出血リスクを高めることが示されており，DAPTは推奨されていません．**頸動脈ステント留置後も，1〜3ヵ月間のDAPTのあとに単剤へ減量することが勧められます．アジア人種は白人に比べて脳出血のリスクが高いため，**長期の単剤投与にはクロピドグレルやシロスタゾールが選択されることが多いです．**

しかしながら，症候性頭蓋内動脈狭窄例では脳梗塞再発リスクが高いため，出血のリスクが少ないシロスタゾールを用いた DAPT が有効な可能性があり，現在比較試験（CSPS.com）が進行中です．

文　献

1) Markus HS, et al：Dual antiplatelet therapy with clopidogrel and aspirin in symptomatic carotid stenosis evaluated using doppler embolic signal detection：the Clopidogrel and Aspirin for Reduction of Emboli in Symptomatic Carotid Stenosis（CARESS）trial. Circulation **111**：2233-2240, 2005
2) Wong KS, et al：Clopidogrel plus aspirin versus aspirin alone for reducing embolisation in patients with acute symptomatic cerebral or carotid artery stenosis（CLAIR study）：a randomised, open-label, blinded-endpoint trial. Lancet Neurol **9**：489-497, 2010
3) Yi X, et al：A comparative study of dual versus monoantiplatelet therapy in patients with acute large-artery atherosclerosis stroke. J Stroke Cerebrovasc Dis **23**：1975-1981, 2014
4) Bhatt DL, et al：Clopidogrel and aspirin versus aspirin alone for the prevention of atherothrombotic events. N Engl J Med **354**：1706-1717, 2006
5) Diener HC, et al：Aspirin and clopidogrel compared with clopidogrel alone after recent ischaemic stroke or transient ischaemic attack in high-risk patients（MATCH）：randomised, double-blind, placebo-controlled trial. Lancet **364**：331-337, 2004

［山上　宏］

6 頸動脈ステントや脳動脈瘤のコイル塞栓術後

1 頸動脈ステント留置術（CAS）

　CAS 周術期は，基本的に抗血小板薬 2 剤併用療法（DAPT）を行います．『脳血管内治療診療指針 2009』では，アスピリンにクロピドグレル，チクロピジン，シロスタゾールのいずれかの併用を勧めています[1]．一般的にアスピリンとクロピドグレルによる DAPT が行われますが，本邦から CAS 術前からのシロスタゾール投与による再狭窄低減効果が報告されており[2]，検証のための無作為化比較試験が行われています．

　CAS 後の抗血小板療法は，欧米のエキスパートコンセンサスとして，**アスピリンの生涯継続，クロピドグレルは最低 1 ヵ月間の投与**が推奨されています[3]．

2 脳動脈瘤コイル塞栓術

　脳動脈瘤コイル塞栓術は，1 本のマイクロカテーテルで塞栓を行うシンプルなものから，コイル逸脱予防を目的としたバルーン支援塞栓，ステント支援塞栓と治療方法が多岐にわたります．さらに近年は flow diverter とよばれる非常に密なステントを母血管に留置し，動脈瘤への血流を減少させ血栓化を促すデバイスも使用可能となりました．

　コイル塞栓術周術期には，**周術期血栓形成を抑制するために抗血小板薬の投与**を行います．本邦からの報告では，**抗血小板薬投与により周術期の血栓塞栓症が抑制され**[4]，より複雑な治療方法を必要とする動脈瘤に対しては，**抗血小板薬単剤よりも DAPT のほうが虚血イベントの頻度が少ない**と報告されています[5]．

　ステント支援塞栓を行った場合，遅発性ステント血栓症による虚血イベントを予防するため長期的な抗血小板薬投与が必要となります．**周術期の**

DAPTは必須で，術後も最低でも1〜3ヵ月間のDAPTが必要となります．継続期間に関して，術後3ヵ月まで，6ヵ月まで，9ヵ月以上を後方視的に検討したところ，9ヵ月以上の継続において遅発性脳梗塞がもっとも少なかったと報告されています[6]．長期間のDAPTが虚血イベント予防に有効である可能性がありますが，DAPT期間中は出血イベントが増加するため注意が必要です．

　flow diverterを用いた治療でも**周術期のDAPTは必須**となります．術後抗血小板療法に関しては，新規デバイスであることから一定のコンセンサスは得られていません．本邦での臨床試験では**DAPTを術後3ヵ月まで，アスピリンを6ヵ月まで**を必須としていますが，欧米からの報告では**DAPTを術後6ヵ月まで行い，その後アスピリン単剤**とする報告が多くなっています．

文献

1) 吉村紳一, ほか：脳血管内治療診療指針 7. 頚動脈狭窄症. JNET 3 (suppl 1)：56-65, 2009
2) Takigawa T, et al：Cilostazol reduces restenosis after carotid artery stenting. J Vasc Surg **51**：51-56, 2010
3) Bates ER, et al：ACCF/SCAI/SVMB/SIR/ASITN 2007 clinical expert consensus document on carotid stenting：a report of the American College of Cardiology Foundation Task Force on Clinical Expert Consensus Documents (ACCF/SCAI/SVMB/SIR/ASITN Clinical Expert Consensus Document Committee on Carotid Stenting). JACC **49**：126-170, 2007
4) Yamada NK, et al：Effect of antiplatelet therapy on thromboembolic complications of elective coil embolization of cerebral aneurysms. AJNR Am J Neuroradiol **28**：1778-1782, 2007
5) Nishikawa Y, et al：Efficacy and safety of single versus dual antiplatelet therapy for coiling of unruptured aneurysms. J Stroke Cerebrovasc Dis **22**：650-655, 2013
6) Hwang G, et al：Delayed ischemic stroke after stent-assisted coil placement in cerebral aneurysm：characteristics and optimal duration of preventative dual antiplatelet therapy. Radiology **273**：194-201, 2014

［天野 達雄・松丸 祐司］

II 抗血小板療法のおさらい―イマのコンセンサスとエビデンス

3 抗血小板療法の副作用とその対策
A. 出　血

　虚血性心疾患に対するカテーテル治療は，冠動脈ステントと抗血小板療法の二本柱が土台になり進歩してきた歴史があります．ステント治療のアキレス腱であった慢性期再狭窄の問題は，薬剤溶出性ステント（drug eluting stent：DES）の登場により克服されました．しかし，DES留置後の遅発性ステント血栓症とそれによる心血管イベント増加の懸念のため，アスピリンとチエノピリジン系薬による抗血小板薬2剤併用療法（dual antiplatelet therapy：DAPT）を長期間服用することが推奨されるようになりました．また，急性心筋梗塞に対するカテーテル治療に目を向けてみると，全体の治療成績は改善していますが，発症後数日以内の血栓イベントの頻度が依然高いことが報告されています．

　以上のような背景から，臨床現場では"より強力"で，"より早く効く"抗血小板薬が求められるようになりました．ところが予想されたように，長期のDAPT服用や強力な抗血小板薬の使用は，その負の面といえる出血イベントに注目が集まるようになったのです．

1　出血イベントは結果的に心血管イベントを増加させる

　出血イベントはなぜ問題になるのでしょうか？これまでの報告から，カテーテル治療後の出血イベントは，急性期または慢性期における死亡率の増加と関連があることが指摘されてきました．
　図1に示すように，著者らの検討でもDES留置に成功した症例において，

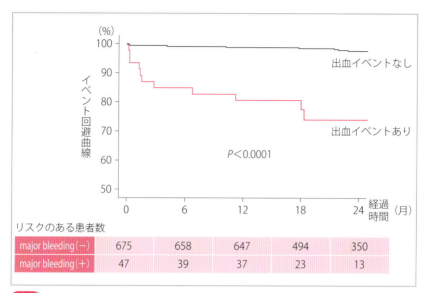

図1 24ヵ月での死亡発生率の比較

（Iijima R, et al：SYNTAX score predicts major bleeding following drug-eluting stent implantation in an all-comers population. Rev Esp Cardiol 68：54-62, 2015）

　出血イベントを起こした群と，そうでない群を比較した場合に，2年死亡率は有意差をもって出血イベントを起こした群に高率であることが示されました[1]．出血イベントを起こした症例に心血管イベントが多い理由としては，次の2つの理由が推測されます．①まず，出血イベント自体が致死的な転帰をとる可能性があるということ．②出血イベントにより抗血小板薬を中断しなければならない状態になった場合，ステント血栓症などの致死的な合併症を起こす引き金になる可能性がある．以上のことから，カテーテル治療成功直後から経過観察中において，出血イベントを起こさないような外来診療が必要になると考えられます．

2 出血イベントの重症度はどのように評価するか？

　出血イベントには，皮下出血から致死的になる頭蓋内出血までさまざまな

合併症が存在します．これらの事象を分類する初期の出血イベントの重症度分類として **TIMI出血基準** があります．TIMI出血基準は，**表1** に示すように出血を major bleeding と minor bleeding の2つに分類したものです．1993年には，もう1つの代表的な GUSTO 出血基準が提案されました．しかしながら，この2つの重症度分類からもわかるように，出血イベントに対する基準が異なるために臨床試験間での出血リスクの比較が困難でした．このことから **BARC（Bleeding Academic Research Consortium）** 出血基準が設けられ，出血基準の統一が試みられました[2]．**表1** に示すのが BARC 出血基準であり，BARC type 3 と 5 が major bleeding として定義されることが多いです．重要な点は，この BARC 出血基準を臨床試験で採用することで，特に新規抗血小板療法の出血イベントの頻度に関して，各臨床試験間での比較が可能になったことでしょう．

　出血イベントを防ぐためには，どのような因子に気をつければよいのでしょうか？　日常臨床で感じているように，女性，高齢者，低体重，高血圧，慢性腎臓病，DAPT の長期継続，抗凝固薬との併用などの因子は出血の危険予測因子としてあがります．最近報告された **DAPTスコア** は，ステント治療後1年以降に DAPT 継続することで恩恵，もしくは弊害がある症例を抽出できる可能性のあるスコアです[2]．この DAPT スコアを個々の患者で計算することで，慢性期に出血イベントを予防できるテーラーメイドな治療が実現できるでしょう．

文献

1) Iijima R, et al：SYNTAX score predicts major bleeding following drug-eluting stent implantation in an all-comers population. Rev Esp Cardiol 68：54-62, 2015
2) Mauri L, et al：Twelve or 30 months of dual antiplatelet therapy after drug-eluting stents. N Engl J Med 371：2155-2166, 2014

［飯島　雷輔］

表1 代表的な出血基準

TIMI出血基準

major bleeding	頭蓋内出血または，ヘモグロビン5 g/dL以上の低下を伴う臨床的に明らかな出血
minor bleeding	ヘモグロビン3 g/dL以上5 g/dL未満の低下を伴う臨床的に明らかな出血

GUSTO出血基準

重度の出血または生命を脅かす出血	出血性合併症が頭蓋内に発生した場合，または治療を要する著明な血行動態の悪化に至った場合
中等度の出血	輸血が必要な場合
小出血	輸血不要の場合，あるいは血行動態の悪化に至らない場合

BARC出血基準

TYPE 0		出血なし
TYPE 1		予定外の検査，入院または処置を要さない症例
TYPE 2		活動性出血 下記の基準を1つ以上満たすが，TYPE 3, 4, 5に該当しない症例 専門医による内科的観血的治療が必要 入院を要する，または出血に対する専門医治療が必要 緊急の検査，評価が必要
TYPE 3		活動性出血
	3a	3〜5 g/dLのヘモグロビン値低下 輸血を要する出血
	3b	5 g/dLのヘモグロビン低下 心タンポナーデ 外科的止血処置が必要な出血（歯，鼻，皮膚，痔からの出血は除く） 血管作動薬の静注が必要な出血
	3c	頭蓋内出血（微小出血や出血性変化は含まれず，髄腔内出血は含む） 剖検，画像診断，腰椎穿刺で確認されたもの 視覚異常を伴う眼内出血
TYPE 4		冠動脈バイパス術（CABG）関連出血（48 h以内の周術期頭蓋内出血，出血コントロールのための胸骨閉鎖後の再手術，48 h以内の全血または濃縮赤血球5単位以上の輸血，24 h以内の胸腔チューブからの2 L以上の出血）
TYPE 5		致死的出血
	5a	剖検または画像診断による確認はされていないが，臨床的に疑われるもの
	5b	明らかな致死的出血，または剖検もしくは画像診断で確認されたもの

II 抗血小板療法のおさらい―イマのコンセンサスとエビデンス

3 抗血小板療法の副作用とその対策
B. 消化性潰瘍

　循環器疾患における抗血小板療法中の患者では，抗血小板薬であるアスピリンが消化管粘膜に存在するシクロオキシゲナーゼ（COX）-1を阻害し，消化管粘膜防御因子であるプロスタグランジンE_2（PGE_2）の産生を抑制するため，消化性潰瘍を含む消化管障害が臨床上重要な問題になります．

1 低用量アスピリン投与による消化管出血のリスク

　低用量アスピリン（low dose aspirin：LDA）投与による消化管出血のリスクは約1.5～3.2倍[1]，日本においては約5.5倍になると報告されており，日本人ではLDAによる消化管出血のリスクが高まる可能性があります．さらに，消化管出血の発生率はアスピリンの投与量が100 mg以下で1.1％（95％CI：0.9～1.3％），100～325 mgで2.4％（95％CI：2.2～2.6％），325 mg以上で2.5％（95％CI：1.8～3.1％）と用量依存性にリスクが高まるとの報告もあります[1]．
　消化管出血の時期はLDA投与開始0～14日後がもっとも多く，15日以降では0～14日後と比較して発症率は約50％程度に減少するといわれていますが，90日以上でも消化管出血のリスクが続くといわれています[2]．そのため，**LDA投与開始直後からの消化性潰瘍予防**が重要です．

2 消化性潰瘍予防にはH₂受容体拮抗薬かプロトンポンプ阻害薬か

　TahaらはH₂受容体拮抗薬投与群とプラセボ群で消化性潰瘍の発症率を比較検討し，胃潰瘍ではH₂受容体拮抗薬投与群で3.4%，プラセボ群で15.0%（95%CI：0.09〜0.47，$p=0.0002$），十二指腸潰瘍ではH₂受容体拮抗薬投与群で0.5%，プラセボ群で8.5%（95%CI：0.01〜0.40，$p=0.0045$）と，H₂受容体拮抗薬投与群で消化性潰瘍を有意に抑制し消化性出血を生じさせなかったと報告しています[3]．その一方で，消化性潰瘍はH₂受容体拮抗薬投与群で37.1%，プラセボ群で34.2%と有意に抑制することができず（95%CI：0.43〜1.8），プロトンポンプ阻害薬（PPI）投与群で34.8%，プラセボ群で5.3%と有意に抑制した（95%CI：0.02〜0.44）との報告もあり[4]，近年では**抗血小板療法中の消化性潰瘍予防にはH₂受容体拮抗薬よりPPIの投与が推奨されています**[1]．2014年3月にLDAとPPIの配合製剤の製造販売が承認され，消化性潰瘍の既往がある患者に適応があります．しかし，PPIは初発の心筋梗塞患者に対し1年以上長期投与した場合には心血管イベントのリスクを上昇させるとの報告もあり注意が必要です[5]．

文献

1) Almadi MA, et al：Antiplatelet and anticoagulant therapy in patients with gastrointestinal bleeding：an 86-year-old woman with peptic ulcer disease. JAMA **306**：2367-2374, 2011
2) Nicolette L, et al：Su1789 Time to upper gastrointestinal bleeding in NSAIDS and low-dose aspirin users：results of a prospective cohort study. Gastroenterol **142**（Supple 1）：S-504, 2012
3) Taha AS, et al：Famotidine for the prevention of peptic ulcers and oesophagitis in patients taking low-dose aspirin（FAMOUS）：a phase Ⅲ, randomized, double-blind, placebo-controlled trial. Lancet **374**：119-125, 2009
4) Shiotani A, et al：Upper gastrointestinal ulcer in Japanese patients taking low-dose aspirin. J Gastroenterol **44**：126-131, 2009
5) Charlot M, et al：Proton pump inhibitor use and risk of adverse cardiovascular events in aspirin treated patients with first time myocardial infarction：nationwide propensity score matched study. BMJ **342**：d2690, 2011

［櫻井　雅子・河井健太郎］

II 抗血小板療法のおさらい―イマのコンセンサスとエビデンス

3 抗血小板療法の副作用とその対策
C. 薬剤抵抗性

　抗血小板薬抵抗性という言葉は，いろいろな定義で用いられます．①単離した血小板に対して試験管内で投与し刺激薬（コラーゲンやADPなど）で刺激して通常より抗血小板効果が弱い場合，②抗血小板薬服用中の患者血液あるいは濃厚血小板血漿を単離して，刺激薬で刺激して抗血小板効果が通常より弱い場合，③抗血小板薬を服用中にもかかわらず虚血イベントが発生した場合などです．

　①に関しては，種々の抗血小板薬は試験管内で血小板をしっかりと抑制できますので，臨床的には薬剤抵抗性として扱われません．③の虚血イベントの発生は，抗血小板薬が完全に発症を予防できると考える人はいないかもしれません．効果が減弱している患者群でイベントの発生が増加していたというような結果で説明されますが，そのことは②を考慮していると考えられます．そのため，以下では②に関して考察します．

1 抗血小板効果が減弱する要因

　抗血小板薬服用中の効果減弱には，以下のようなさまざまな要因が影響しています．まず，服用がしっかりなされていなければ論外です．消化管での薬剤吸収の個人差も影響します．さらに，プロドラッグの場合には活性体となる前に吸収後すぐに代謝されることもあります．また，プロドラッグの場合には，活性化を担う代謝酵素の活性も大きく影響します．さらに薬剤の効果発現は，肝・腎における代謝による不活性化や排泄も大きく影響します．

活性化・不活性化の代謝にはチトクローム P450（CYP）が大きく関与しています．CYP とよばれる酵素は多くありますが，クロピドグレルの活性化に深く関わることで知られる CYP2C19 のように，一塩基多型（SNP）がその活性に大きく影響するようなものから，種々の薬剤で誘導されるような CYP3A4 や煙草で誘導される CYP1A2 のような CYP もあり，注意が必要です．グレープフルーツに含まれる分子が CYP3A4 で代謝されますので，薬剤との競合が問題になることもあります．急性冠症候群（acute coronary syndrome：ACS）や糖尿病などでは血小板が活性化されており，薬剤の効果が減弱します．論文のデータを解釈する際，考慮に入れなければならない事柄です．さらに，血小板は種々のアゴニスト（刺激物質）に反応して活性化されます．その際，アラキドン酸代謝によるトロンボキサン産生や顆粒放出によるアデノシン二リン酸（ADP）の放出が生じるので，ポジティブフィードバック機構によって多くのあるいはすべての活性化機構が動員されます．アスピリンやクロピドグレルはそのうちの 1 つの経路を遮断する薬剤ですので，長期の服用によって，その受容体や，あるいはその他のアゴニストの受容体や細胞内情報伝達経路の分子の発現量のバランスが変化して抗血小板薬の効果が減弱する可能性も指摘されています．

2 凝集低下率と residual platelet reactivity

最後に，凝集低下率と residual platelet reactivity について説明します．これまで血小板無力症の診断に用いられてきた血小板凝集計で，抗血小板薬の効果をモニターするようになったのは最近のことです．当初，患者濃厚血小板を ADP などのアゴニストで刺激して，抗血小板薬投与前後の血小板凝集度が評価されていました．IPA（inhibition of platelet aggregation）という IPA（%）＝（投与前の最大血小板凝集率（%）－投与後の血小板凝集率（%））／投与前の最大凝集率（%）の式で定義される値です．前値が 60% で投与後に 40% となった症例では，IPA33.3% です．ところが，臨床研究で服用前の前値を測定するのは現実的に難しく，最近では**薬剤服用中の血小板凝集度 residual platelet reactivity を評価**する傾向にあります．多くの臨床試験で

residual platelet reactivity と臨床結果との相関が示され，今後ますますこの値が使われるようになると思われます．このように，抗血小板薬の薬効モニター法は種々あり，また指標もさまざまです．薬剤抵抗性という場合には何らかの指標をもとに定義されており，その評価法を含めて理解することが重要です．

［堀内　久徳］

II 抗血小板療法のおさらい―イマのコンセンサスとエビデンス

3 抗血小板療法の副作用とその対策
D. 非心臓手術時の対応

　抗血小板薬を内服中の患者の非心臓手術の際に困ることが多いのは，冠動脈形成術後でステント植え込み術が施行されている患者に遭遇したときではないでしょうか．米国のデータでは2000年から2010年までにステント植え込み術が施行された124,844人のうち，およそ22％にあたる28,029人が2年以内に何らかの非心臓手術を実施されています[1]．本邦でもCREDO-KYOTO registryによれば，ステント植え込み術を施行された患者は3年以内に22％が非心臓手術を必要としています[2]．第一世代薬剤溶出性ステント（DES）植え込み後の患者で，外科手術のため抗血小板薬を完全に中止したところステント血栓症から急性心筋梗塞をきたしたという報告がなされて以来，非心臓手術における最適な抗血小板薬の調整が重要な課題となっています．

1 DAPTの継続期間

　安全に非心臓手術を行うためには，**抗血小板薬2剤併用療法（DAPT）を各ステントで推奨されている期間継続する**ことが重要です．2014年のESCのガイドラインでは，バルーン拡張術の場合は2週間，ベアメタルステント（bare metal stent：BMS）の場合は4週間〜3ヵ月，第一世代DESの場合は12ヵ月，第二世代DESの場合は6ヵ月と推奨されています[3]．前述のステント血栓症の報告やDAPT期間から，DESよりもBMSのほうが安全と考えられがちですが，植え込み後6週間以内の非心臓手術がハイリスクでありステントの種類は関係がないという報告もあります[1]．非心臓手術を上記の期

間延期できない緊急性のある症例は，循環器内科と外科で個別に判断するべきと考えられます．

2 術前・術後の抗血小板薬投与

　現在投与中の抗血小板薬を継続して手術が可能な場合は，抗血小板薬を変更する必要はありません．抗血小板薬の減量・中止が必要な場合は，上記DAPT期間が経過していることを確認し，まず1剤に減量します．1剤内服継続で手術が実施可能な場合はそのまま継続します．2剤とも中止が必要な場合は，やむをえず術前より中止します．6日以上の完全な抗血小板薬の中止がステント血栓症のリスクであるという報告もあり[4]，術後は可能な限り速やかに抗血小板薬を再開します．ヘパリンによるブリッジは本邦では慣習的に行われている場合もありますが，ESCのガイドラインでは推奨されていません．

　ガイドラインでは上記のように定められていますが，第二世代DESの非心臓手術時のデータが不足しているのが現状です．筆者らはSKY TREE registryにより，エベロリムス溶出性ステント（EES）の非心臓手術におけるデータを前向き観察研究として検討しています．

文献

1) Hawn MT, et al：Risk of major adverse cardiac events following noncardiac surgery in patients with coronary stents. JAMA 310：1462-1472, 2013
2) Tokushige A, et al：Incidence and outcome of surgical procedures after coronary bare-metal and drug-eluting stent implantation：a report from the CREDO-Kyoto PCI/CABG registry cohort-2. Circ Cardiovasc Interv 5：237-246, 2012
3) 2014 ESC/ESA Guidelines on non-cardiac surgery：cardiovascular assessment and management：The Joint Task Force on non-cardiac surgery：cardiovascular assessment and management of the European Society of Cardiology（ESC）and the European Society of Anaesthesiology（ESA）. Eur Heart J 35：2383-2431, 2014
4) Albaladejo P, et al：Non-cardiac surgery in patients with coronary stents：the RECO study. Heart 97：1566-1572, 2011

［堀内　優・田邉　健吾］

III

エキスパートの抗血小板療法の"勘どころ"

III エキスパートの抗血小板療法の"勘どころ"

高齢のPCI後患者へのDAPTの使い方は？

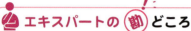

- 高齢者は一般成人に比べ，血栓症のリスクが高いと同時に出血のリスクも高い．
- 高齢者の長期DAPTは出血リスク＞ベネフィットである場合が多く，基本的には薬剤溶出性ステント（DES）留置後6〜12ヵ月間（出血リスクが高い症例ではより短期）でDAPT終了が考慮される．
- 高齢者（特に低体重者）において，チエノピリジン系薬の維持量はプラスグレル2.5 mg/日またはクロピドグレル50 mg/日への減量が考慮される．

　近年，高齢化と経皮的冠動脈インターベンション（percutaneous coronary intervention：PCI）の進歩により，冠動脈ステント留置術を受ける高齢者は増加しています．冠動脈ステント留置後はステント血栓症予防と二次予防という観点から，抗血小板療法が必要不可欠です．一方で高齢者は，加齢に伴う血管の脆弱性や高血圧，脳アミロイドアンギオパチーの罹患率増加などにより，一般成人より出血を起こしやすいと考えられます．また，歩行機能やバランス機能の低下に伴い，転倒による外傷性の出血リスクもあります．さらに高齢者では，悪性腫瘍など非血管疾患を合併することも多く，観血的手技や手術を受ける場合も多いのが特徴です．このような出血リスクと血栓症に対するベネフィットとを十分考慮したうえで，抗血小板薬を投与することが重要となります．

1 高齢者における薬剤溶出性ステント（DES）と DAPT 期間

薬剤溶出性ステント（drug eluting stent：DES）はベアメタルステント（bare metal stent：BMS）よりも長期 DAPT が必要とされ，出血イベントの増加が懸念されますが，高齢者では動脈硬化の進展から複雑病変が多く，再狭窄の抑制という観点では DES が好ましい症例が多いのが実情です．近年，再狭窄とステント血栓症が少ない第二・第三世代 DES が登場し，高齢者であっても多くの症例で DES が使用されるようになりました．高齢者を対象とし，第二世代 DES と BMS を比較した XIMA 試験[1]では，DES の使用で心筋梗塞や標的血管再血行再建は BMS より有意に減少し，DAPT の長期化で懸念された大出血の発生率には差がなかったと報告されています．同試験では DES 群は DAPT を 1 年間実施していますが，DES 留置後の DAPT 期間に関してはいまだ議論があります．第二世代 DES 留置後のステント血栓症予防目的では，DAPT 3〜6ヵ月で中止しても問題ないことが複数の試験で示されてきました．それを反映し，2014 年の欧州心臓病学会（ESC）/欧州心臓・胸部外科学会（EACTS）ガイドライン[2]で，安定冠動脈疾患においては DES 留置後 6ヵ月間の DAPT が推奨され，特に出血リスクが高い患者では 6ヵ月未満で DAPT を中止することも考慮するとされました．しかし，2014 年に発表された DAPT 試験[3]では，それまでの流れに反し DAPT を 12ヵ月以上長期継続することによる心筋梗塞リスクの低下が報告されました．注意すべきは，DAPT 試験を含め DAPT 期間の長短を比較した多くの試験で，長期 DAPT 群に出血の増加を認めていることです．さらに，DAPT 試験の多変量解析で，長期 DAPT による出血リスクがベネフィットを上回る予測因子として高齢があげられ，同研究グループが提唱した DAPT スコアに反映されています．日本人は比較的心筋梗塞の発症頻度が低く，高齢者では出血リスクが上昇することを考えると，日本人の高齢者においては血栓リスクが特別高いと判断される症例以外は，基本的に DES 留置後 6〜12ヵ月の時点での DAPT 終了が妥当ではないかと考えられます．また，第二世代 DES 留置を受けた日本人を対象とした STOPDAPT 試験[4]では，医師が可能と判断した患者においては，DAPT を 3ヵ月で中止してもイベントのリスクは低いという結果が報告

されています．特に出血リスクが高いと判断される症例においては，DAPT 3～6ヵ月時点での終了が考慮されます．

2 チエノピリジン系薬の選択肢

　冠動脈ステント留置後のDAPTはアスピリンとチエノピリジン系薬併用が基本であり，本邦では現在3種類のチエノピリジン系薬が使用可能です．チクロピジンは肝機能障害や血小板減少症など重篤な副作用を認めましたが，2006年からはそのような副作用の少ないクロピドグレルが，2014年からはプラスグレルが本邦で使用可能となりました．プラスグレルの海外第Ⅲ相試験では特に高齢者，低体重症例などで出血イベントを多く認めており，国内第Ⅲ相臨床試験[5]においても，75歳以上や体重50 kg未満の症例で，そうでない症例と比し出血イベントの発生率が高い傾向がみられました．プラスグレルの国内用量はloading 20 mg，維持量3.75 mg/日という海外の約3分の1用量に設定されていますが，高齢者においては（特に低体重者は），出血リスクと血栓リスクを評価したうえでプラスグレル2.5 mg/日を維持量とすることが考慮されます．同様にクロピドグレルは75 mg/日から50 mg/日への減量も考慮されます．薬剤の使い分けとしては，急性冠症候群（acute coronary syndrome：ACS）ではより早期に効果を示すプラスグレルが，脳血管疾患や末梢血管疾患の合併例，抗凝固薬併用例などにおいては現時点でエビデンスの多いクロピドグレルが積極的に選択されると考えられます．

文献

1) de Belder A, et al：A prospective randomized trial of everolimus-eluting stents versus bare-metal stents in octogenarians：the XIMA Trial（Xience or Vision Stents for the Management of Angina in the Elderly）. J Am Coll Cardiol 63：1371-1375, 2014
2) Windecker S, et al：2014 ESC/EACTS Guidelines on myocardial revascularization：The Task Force on Myocardial Revascularization of the European Society of Cardiology（ESC）and the European Association for Cardio-Thoracic Surgery（EACTS）Developed with the special contribution of the European Association of Percutaneous Cardiovascular Interventions（EAPCI）. Eur Heart J

35：2541-2619, 2014
3) Mauri L, et al：Twelve or 30 months of dual antiplatelet therapy after drug-eluting stents. N Engl J Med **371**：2155-2166, 2014
4) Natsuaki M, et al：One-year outcome of a prospective trial stopping dual antiplatelet therapy at 3 months after everolimus-eluting cobalt-chromium stent implantation：ShortT and OPtimal duration of Dual AntiPlatelet Therapy after everolimus-eluting cobalt-chromium stent（STOPDAPT）trial. Cardiovasc Interv Ther **31**：196-209, 2016
5) Saito S, et al：Efficacy and safety of adjusted-dose prasugrel compared with clopidogrel in Japanese patients with acute coronary syndrome：the PRASFIT-ACS study. Circ J **78**：1684-1692, 2014

[西　　毅・小林 欣夫]

III　エキスパートの抗血小板療法の"勘どころ"

Q2　PCI後（DES留置）の心房細動患者へのDAPTおよびDOACの使い方は？

エキスパートの勘どころ

- 3剤併用は限りなく短く，あるいは最初から抗凝固薬とクロピドグレルのみの2剤併用で．
- 抗凝固薬と組み合わせる抗血小板薬の基本はクロピドグレル．
- 直接作用型経口抗凝固薬（DOAC）も使用可能．
- 第二世代以降のDESであれば，1年経てば抗凝固単剤も可能．

1　ESCのコンセンサスドキュメント

　2014年に欧州心臓病学会（ESC）はコンセンサスの形で，推奨される経皮的冠動脈インターベンション（PCI）後の抗凝固療法と抗血小板療法の組み合わせを提示しています（図1)[1]．このコンセンサスによると，塞栓症のリスクをCHA_2DS_2-VAScスコアで評価し，出血のリスクをHAS-BLEDスコアで評価し，さらに急性冠症候群（ACS）であるか否かで分けて，ステント植え込み1年までの推奨されるレジメンを8つに分ける形としました．さらにいずれのレジメンにおいても，ステント植え込み後1年経てば抗凝固療法のみでよいとしました．この図をもとに処方を考える医師も多いと思われます．
　いくつかの点に関して，個人的な見解を以下に示します．

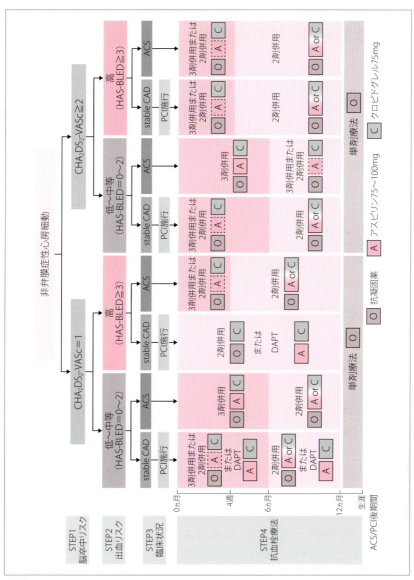

図1 心房細動合併の虚血性心疾患患者の抗血栓療法

(Lip GY, et al：Management of antithrombotic therapy in atrial fibrillation patients presenting with acute coronary syndrome and/or undergoing percutaneous coronary or valve interventions：a joint consensus document of the European Society of Cardiology Working Group on Thrombosis, European Heart Rhythm Association (EHRA), European Association of Percutaneous Cardiovascular Interventions (EAPCI) and European Association of Acute Cardiac Care (ACCA) endorsed by the Heart Rhythm Society (HRS) and Asia-Pacific Heart Rhythm Society (APHRS). *Eur Heart J* **35**：3155-3179, 2014)

2　3剤併用療法の期間は？

　ESCの推奨によると，出血リスクが低く，臨床状況がACSの際には6ヵ月の3剤併用（抗凝固療法＋抗血小板薬2剤）が勧められるとされています．残りのシナリオにおいては，3剤併用は6ヵ月ないしは4週間以内であり，さらに最初からアスピリンを抜いて抗凝固療法とクロピドグレルのみにする2剤併用もよいとされています．WOEST試験[2]においては，抗凝固療法（ワルファリン）とクロピドグレルを用いる2剤併用と3剤併用療法が比較されましたが，この臨床試験においては出血イベントも3剤併用のほうが多かったのみならず，血栓イベントも3剤併用のほうが多い傾向にありました．WOEST試験で8割がACSであったことを考慮すると，いずれの場合においても3剤併用は限りなく短くする，あるいは最初から抗凝固薬とクロピドグレルの2剤のみにすることができると考えられます．筆者は個人的に，3剤併用は行うとしても1ヵ月のみにとどめるようにしています．

3　2剤にする際にどの薬を選択するか？

　ESCの推奨では，2剤にする際はアスピリンあるいはクロピドグレルどちらも抗凝固薬と組み合わせることが可能であるとされています．しかし，上記のWOEST試験[2]の結果も加味すると，抗凝固薬に組み合わせるのはクロピドグレルが望ましいのではないかと考えられます．また，ticagrelor，プラスグレルなどの強力な抗血小板薬と抗凝固薬との併用は，出血イベントを増やすため推奨されないと記載されています．しかし，プラスグレルの海外用量とわが国で承認された用量には大きな隔たりがあり，日本用量でのデータは不明です．とはいえ，現時点では抗凝固薬と組み合わせるのはクロピドグレルが妥当ではないかと考えられます．

　抗凝固薬に関しては，ワルファリンあるいは直接作用型経口抗凝固薬（direct oral anticoagulants：DOAC）いずれも使用可能であろうと考えられます．ワルファリンを用いる場合，日本人においてはPT-INR1.6～2.0あた

料金受取人払郵便

本郷局承認

9227

差出有効期間
平成31年3月
31日まで

(切手を貼らずに
お出し下さい)

郵 便 は が き

113-8790

041

(受取人)

東京都文京区本郷三丁目42の6

株式会社　南 江 堂

出 版 部 行

本書　抗血小板療法
　　　エキスパートの"勘どころ"

● 本書についてのご意見・ご感想

● 今後どのような出版物をご希望なさいますか

愛読者カード（抗血小板療法エキスパートの"勘どころ"）

本書をお買い上げいただきましてありがとうございます．
お手数ですが，ご記入の上ご投函ください．ご記入いただいた個人情報は，出版企画の参考および新刊案内等の送付に使用させていただきます．メールによる新刊案内をご希望のお客様は，当社ホームページの資料請求フォームからお申し込みください．

フリガナ
ご氏名　　　　　　　　　　　　　　　　　　　　　年齢（　　　　歳）

ご住所　〒　　－

ご職業　開業医・勤務医・教職・看護・技術士・薬剤師・会社員・学生
　　　　その他（　　　　　　　　　　　　　　　　　　　　　　　　）

お勤め先・通学先（学部）

該当箇所にチェックしてください．

- ☐ 内科（専門分野　　　　　　　　　　　　　　　　　　　　　　　）
- ☐ 外科（専門分野　　　　　　　　　　　　　　　　　　　　　　　）
- ☐ 循環器科（専門分野　　　　　　　　　　　　　　　　　　　　　）
- ☐ 基礎医学　☐ 小児科　☐ 脳神経外科　☐ 精神科
- ☐ 整形外科　☐ 形成外科　☐ 麻酔科　☐ 放射線科
- ☐ その他（　　　　　　　　　　　　　　　　　　　　　　　　　　）

ご購入の動機
　推薦（　　　　　　　　　先生）・店頭・図書目録・DM・ホームページ
　広告（紙・誌名　　　　　　　）・書評（紙・誌名　　　　　　　　　）
　学会展示・知人紹介・教科書・その他（　　　　　　　　　　　　　　）

ご購読の専門誌

ご購入先：　　　　　　　市区町村　　　　　　　　　　　　　　書店

りを目指すのが個人的には好ましいと考えます．DOACは低用量を用いると記載されていますが，低用量が通常量の半量となるようなDOACであれば，効果が不十分になる可能性もあるため，通常用量を用いています．筆者は抗凝固薬1剤（ワルファリンあるいはDOAC）とクロピドグレルの併用を基本としています．

4 単剤で大丈夫か？

ESCの推奨によると，PCI後1年経てば抗凝固薬のみでの管理が望ましいとされています．しかし，抗血小板薬を中止して血栓症が増えないかどうかは，現状ではデータが不足しています．第一世代DESと第二世代以降のDESでは明らかに血栓症のリスクに違いがあるという報告もあります[3]．また，抗凝固療法下においても，併用していた抗血小板薬の中止によりステント血栓症を発症した第一世代DESの症例も個人的に経験しています．単剤の有効性と安全性に関しては，いくつかの臨床試験が日本で行われており，その結果を待つまでは慎重に対応したいと考えています．

筆者は，ステント植え込み後1年以降も抗凝固薬1剤と抗血小板薬1剤を基本としています．第二世代以降のDESであれば，症例によっては抗凝固薬単剤も選択しています．第一世代DESでは基本的には2剤ないし3剤の併用を行っています．第一世代DESでは，患者によっては抗凝固療法なしのDAPTという選択肢もあると考えています．

文 献

1) Lip GY, et al：Management of antithrombotic therapy in atrial fibrillation patients presenting with acute coronary syndrome and/or undergoing percutaneous coronary or valve interventions：a joint consensus document of the European Society of Cardiology Working Group on Thrombosis, European Heart Rhythm Association（EHRA）, European Association of Percutaneous Cardiovascular Interventions（EAPCI）and European Association of Acute Cardiac Care（ACCA）endorsed by the Heart Rhythm Society（HRS）and Asia-Pacific Heart Rhythm Society（APHRS）. Eur Heart J **35**：3155-3179, 2014
2) Dewilde WJ, et al：Use of clopidogrel with or without aspirin in patients taking

oral anticoagulant therapy and undergoing percutaneous coronary intervention : an open-label, randomised, controlled trial. Lancet **381**: 1107-1115, 2013
3) Tada T, et al : Risk of stent thrombosis among bare-metal stents, first-generation drug-eluting stents, and second-generation drug-eluting stents : results from a registry of 18,334 patients. JACC Cardiovasc Interv **6**: 1267-1274, 2013

[阿古 潤哉]

III エキスパートの抗血小板療法の"勘どころ"

Q3 心不全患者に対して血栓症予防のために抗血小板療法を行うべき？

エキスパートの勘どころ

- 心不全の病態自体が血栓を作りやすく，血栓症を引き起こし，予後を悪くする．
- 虚血性心疾患，心房細動の有無，心機能の程度について考慮し，抗血小板薬と抗凝固薬を使い分ける．
- 抗血小板薬，抗凝固薬の併用で出血のリスクが高まるため注意が必要．

心不全治療薬としてレニン-アンジオテンシン系（RAS）阻害薬，β遮断薬などは予後を改善させる必須薬ですが，心不全患者に対する抗血小板療法の有用性はどうでしょうか．そもそも心不全の病態自体が血栓を作りやすい状態であり，血栓形成環境のVirchowの三徴が揃っています．慢性心不全は慢性炎症状態であり，血液凝固能が亢進し（血栓組成），血管内皮障害（血管壁の状態）が進行し，心機能低下や心腔拡大によるうっ血を起こすこと（血流の状態）から，三徴をすべて満たしており，現に脳卒中などの血栓症発症の頻度は約3％/年と高くなっています．心不全患者に抗血小板療法を考慮するにあたり，図1に示した3つのポイントを踏まえて解説します．

1 虚血性心疾患を伴う心不全

心不全を発症する基礎疾患の1つとして虚血性心疾患があり，これに対する抗血小板療法は重要な意味をもちます．心筋梗塞後の二次予防としての抗

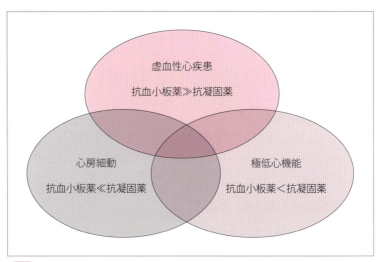

図1 各病態における抗血小板薬，抗凝固薬の有用性

血小板薬の必要性についてエビデンスは確立されており，本邦のJAMIS試験では，心筋梗塞後の患者に対する低用量アスピリン投与が再梗塞予防への有用性を示しました[1]．つまり，心筋梗塞後に生じた心不全の場合，予後改善のため抗血小板薬は必須となります．また慢性心不全患者のうち，虚血性心疾患が原疾患の患者は約3割と報告されています[1]．しかし近年，本邦においてカテーテルインターベンションなどの発達により心筋梗塞患者の救命率は飛躍的に上がり，今後は虚血性心疾患を有する慢性心不全患者が増加してくることが予測され，標準心不全治療薬と抗血小板薬の併用には重要な意義があると考えられます．

2　心房細動を伴う心不全

　心不全は神経体液性因子亢進や交感神経活性などから心房細動をきたしやすい病態の1つといえ，本邦における慢性心不全の観察研究の報告では，心房細動合併頻度は約4割弱と高頻度であり[2]，今後は高齢化とともにさらな

る増加が予測されます．心房細動による血栓塞栓症のリスクに加え，心不全自体も独立した危険因子であり予防治療が重要です．脳梗塞などの血栓症は一度発症すると予後不良ですので，この病態からは抗血小板薬よりも確実な予防効果のある抗凝固療法が選択されます．海外からの報告では，心不全症例を含む臨床試験の結果で，抗凝固療法は脳卒中リスクを6割程度軽減したという報告もあり[3]，出血性疾患や認知症など禁忌がない場合は投与すべきです．

3 心機能高度低下を伴う心不全

左室収縮力の低下は脳卒中の独立した危険因子と考えられており，抗凝固薬および抗血小板薬により発症は軽減されます．また，高度左室機能低下例では心臓超音波で左室内にもやもやエコーを認めたり，心筋梗塞後の左心室瘤形成後に左室内血栓を合併することがあります．このような症例に対する抗凝固療法の適応について明確なエビデンスはありませんが，経験的に抗凝固薬が投与されていることが多いのが現状です．

4 残された課題

a 洞調律の心不全

前述の3つのポイントを有さない症例，すなわち洞調律の心不全患者に対する抗血小板薬の有用性は，はっきりとは示されていません．2009年に報告された洞調律の心不全患者を対象とした抗凝固薬（ワルファリン）と抗血小板薬（アスピリン，クロピドグレル）の前向き検討試験WATCHの報告ですが，一次エンドポイントである死亡，非致死性心筋梗塞，非致死性脳卒中の複合エンドポイントに3群間で差は認めませんでした．しかし，心不全増悪による入院は，アスピリン群でワルファリン群に比して有意に高率でした．また，脳卒中はワルファリン群でもっとも低率でしたが，出血に関してはワ

ルファリン群でクロピドグレル群に対して高率でした[4]．このように，洞調律の心不全患者に対する抗血小板療法の有用性に関しては統一された見解がないのが現状です．

ⓑ 併用薬の注意点

心不全治療薬であるアンジオテンシン変換酵素（ACE）阻害薬とアスピリンの併用が，ACE阻害薬の血行動態および生命予後改善効果を減少させるとの報告があります[5]．これはACE阻害薬投与によりブラジキニンが上昇し，アラキドン酸カスケードからプロスタグランジン E_2 産生による血管拡張作用が起こりますが，アスピリン投与により，このアラキドン酸カスケードが阻害され，血管拡張作用が相殺されてしまうことによる影響として説明されています．このため，作用機序の異なるチエノピリジン系の抗血小板薬にはACE阻害薬に対する負の相互作用はないと報告されており，アスピリンからの薬剤変更を考慮してもよいかもしれません．しかし，理論的には証明されていますが，臨床的に有意かは今後の報告が待たれます．

心不全は心臓病の終末像ともいえますので，図1で示したように，ポイントが重複する症例を実臨床では多く経験します．たとえば心筋梗塞後に心房細動を合併した心不全症例の場合，抗血小板薬と抗凝固薬を併用せざるをえないことをしばしば経験します．その際に問題となるのが，消化管出血などの出血イベントです．慢性心不全患者の多くは消化管粘膜虚血から易出血性であり，出血を起こすと元々ある慢性炎症などによる貧血傾向がさらに悪化し，心不全増悪の悪循環に陥ってしまう可能性があり注意が必要です．そのため，消化管出血の少ないアスピリン以外の抗血小板薬や，抗凝固薬も直接作用型経口抗凝固薬（DOAC）などの選択を考慮することもありますが，心不全患者における最適な併用療法のエビデンスは確立されていません．そのため，可能な限り出血などのリスクを軽減し，かつ予後を改善させるような最適な抗血小板薬と抗凝固薬の併用療法を症例ごとに検討することが重要ですが，今後一般的な見解としての明確なエビデンスの報告が待たれます．

文　献

1) Yasue H, et al：Effects of aspirin and trapidil on cardiovascular events after acute myocardial infarction. Japanese Antiplatelets Myocardial Infarction Study（JAMIS）Investigators. Am J Cardiol **83**：1308-1313, 1999
2) Tsuchihashi-Makaya M, et al：Characteristics and outcomes of hospitalized patients with heart failure and reduced vs preserved ejection fraction. Report from the Japanese Cardiac Registry of Heart Failure in Cardiology（JCARE-CARD）. Circ J **73**：1893-1900, 2009
3) Dickstein K, et al：ESC Guidelines for the diagnosis and treatment of acute and chronic heart failure 2008：the Task Force for the Diagnosis and Treatment of Acute and Chronic Heart Failure 2008 of the European Society of Cardiology. Developed in collaboration with the Heart Failure Association of the ESC（HFA）and endorsed by the European Society of Intensive Care Medicine（ESICM）. Eur Heart J **29**：2388-2442, 2008
4) Massie BM, et al：Randomized trial of warfarin, aspirin, and clopidogrel in patients with chronic heart failure：the Warfarin and Antiplatelet Therapy in Chronic Heart Failure（WATCH）trial. Circulation **119**：1616-1624, 2009
5) Nguyen KN, et al：Interaction between enalapril and aspirin on mortality after acute myocardial infarction：subgroup analysis of the Cooperative New Scandinavian Enalapril Survival Study Ⅱ（CONSENSUS Ⅱ）. Am J Cardiol **79**：115-119, 1997

［矢﨑　義行］

III エキスパートの抗血小板療法の"勘どころ"

Q4 抗血小板薬にPPIの併用は必須？

エキスパートの勘どころ

・ステント留置後の抗血小板薬2剤併用療法（DAPT）投薬中はプロトンポンプ阻害薬（PPI）投与は必須である．

　近年の冠動脈形成術においては，ステント〔ベアメタルステント（BMS），薬剤溶出性ステント（DES）含む〕留置が全体の70〜90%程度の症例で行われています．ステント留置後の一定期間（1〜12ヵ月）は，おもにステント血栓症予防を目的とした低用量アスピリンとP2Y$_{12}$受容体阻害薬との抗血小板薬2剤併用療法（DAPT）が必須とされていますが，それに伴い消化管出血のリスクが増加することが報告されています（表1）[1,2]．COGENT試験では，アスピリン＋クロピドグレルの投与を受けている冠動脈疾患患者において，プロトンポンプ阻害薬（PPI）の予防的投与の有効性が検討されており，PPIが上部消化管出血の発生率を有意に低下させることが示されました（図1）[3]．なおPPIについては，一時P2Y$_{12}$受容体阻害薬の効果を減弱させるとの懸念が話題となりましたが，このCOGENT試験およびその後のメタ解析[4]の結果からは，PPIとP2Y$_{12}$受容体阻害薬の併用における弊害は，ステント留置後のDAPT継続患者においては明らかではないことが示唆されたと考えられます．また，中等度〜高リスクの虚血性冠症候群患者を対象として行われたACUITY試験のサブ解析では，消化管出血の有無別に登録1年後の心血管イベントの頻度を検討していますが，いずれのイベントも，消化管出血ありの群で高いことが示されています（図2）[5]．したがって，消化管出血の予防が，冠動脈ステント留置後のDAPT施行中患者の心血管イベントの二次予

表1 抗血小板薬と重大な上部消化管出血

		治療群	対照群	オッズ比 (95% CI)
単剤投与	アスピリン	196/1,063	4,123/50,498	1.8 (1.5〜2.1)
	クロピドグレル	12/1,063	203/50,498	1.1 (0.6〜2.1)
	ワルファリン	56/1,063	1,227/50,498	1.8 (1.3〜2.4)
2剤併用	アスピリン/クロピドグレル	13/1,063	49/50,498	7.4 (3.5〜15)
	アスピリン/ワルファリン	16/1,063	114/50,498	5.3 (2.9〜9.5)

CI：信頼区間

(Hallas J, et al：Use of single and combined antithrombotic therapy and risk of serious upper gastrointestinal bleeding：population based case-control study. BMJ 333：726, 2006 より改変)

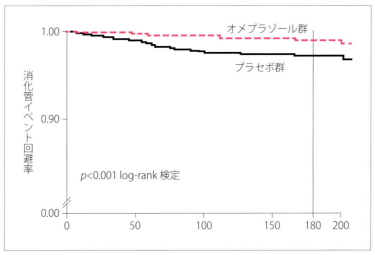

図1 DAPT施行患者における消化管イベントのリスク（プラセボ vs. PPI（オメプラゾール））

(Bhatt DL, et al：Clopidogrel with or without omeprazole in coronary artery disease. N Engl J Med 363：1909-1917, 2010 より改変)

防において重要であるという観点からも，少なくとも DAPT 期間中の PPI の服用は必須と考えられます．

　なお，低用量アスピリン単剤服用患者における PPI の有効性は確立されて

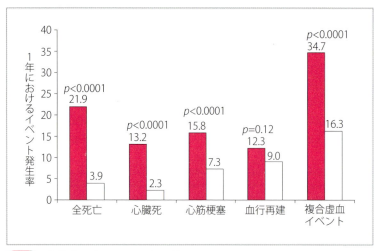

図2 中等度〜高リスクの虚血性冠症候群患者における心血管イベントのリスク（消化管出血あり vs. 消化管出血なし）
■ 消化管出血あり，□ 消化管出血なし

〔Nikolsky E, et al：Gastrointestinal bleeding in patients with acute coronary syndromes：incidence, predictors, and clinical implications：analysis from the ACUITY（Acute Catheterization and Urgent Intervention Triage Strategy）trial. J Am Coll Cardiol **54**：1293-1302, 2009 より改変〕

いますが，近年，ステント留置後の慢性期にDAPTからP2Y$_{12}$受容体阻害薬の単剤投与に変更となる患者が増加しつつあります．こうした患者におけるPPI併用の意義については，いまだコンセンサスが得られていないのが現状です．しかしながら，DAPT期間中に胃粘膜障害が生じている可能性や，患者背景（高齢，上部消化管出血の既往，多くの薬剤の服用など）を勘案すると，PPI服用が望ましいと考えられる患者は少なくないものと思われます．

文献

1) Hallas J, et al：Use of single and combined antithrombotic therapy and risk of serious upper gastrointestinal bleeding：population based case-control study. BMJ **333**：726, 2006
2) Yamamoto T, et al：Thienopyridine and cilostazol are safer for gastroduodenal mucosa than low-dose aspirin--second report of endoscopic evaluation.

Thromb Res **125**：365-366, 2010
3) Bhatt DL, et al：Clopidogrel with or without omeprazole in coronary artery disease. N Engl J Med **363**：1909-1917, 2010
4) Lanas A, et al：Low doses of acetylsalicylic acid increase risk of gastrointestinal bleeding in a meta-analysis. Clin Gastroenterol Hepatol **9**：762-768, 2011
5) Nikolsky E, et al：Gastrointestinal bleeding in patients with acute coronary syndromes：incidence, predictors, and clinical implications：analysis from the ACUITY (Acute Catheterization and Urgent Intervention Triage Strategy) trial. J Am Coll Cardiol **54**：1293-1302, 2009

[山口 淳一]

III　エキスパートの抗血小板療法の"勘どころ"

Q5 アスピリン抵抗性は評価すべき？

エキスパートの勘どころ

・ある定義，ある条件下でのアスピリン抵抗性は心血管リスクを上げるとの報告が数多くあるが，アスピリン抵抗性の定義，評価法はさまざまであり，また抵抗性症例に対してアスピリンの増量やクロピドグレルなど他の抗血小板薬の追加によりリスクを軽減できるかどうかも，定まった見解は出ていない．
・こうしたことから，アスピリン抵抗性を評価することにあまり大きな意義はないものと考えられる．

1　アスピリンの作用

　アスピリンは世界でもっとも頻用されている抗血小板薬です．作用機序は，血小板内のシクロオキシゲナーゼ（COX）-1のセリン残基をアセチル化し，COX-1を不可逆的に失活させて，アラキドン酸からのトロンボキサンA_2（TXA_2）の生成を阻害します．TXA_2には血小板活性化作用と血管収縮作用があり，この生成を阻害することによりTXA_2を介する血小板活性化の亢進，血管収縮が抑制されて心筋梗塞などの血栓イベントの発症が予防されることとなります．

2 アスピリン抵抗性とは

　二次予防としてアスピリンを内服することにより心血管イベントが約25％減少すると報告され，アスピリンは心血管疾患の患者に広く使用されています．その後，アスピリンを内服しているにもかかわらず心血管イベントを発症した患者に対して，アスピリンが効いていない，アスピリン抵抗性があるといわれるようになりました．しかし，アスピリンによりすべての心血管イベントが抑制されるわけではなく，アスピリンが十分に効果を発現していても心血管イベントが発生しうることは言うまでもないことです．

　アスピリン抵抗性の議論の発端となったのは，2002年のEikelboomら[1]の研究と2003年のGumら[2]の報告です．前者ではアスピリン効果の指標としてTXA_2の代謝産物である尿中11-デヒドロトロンボキサンB2（11-dehydroTXB$_2$）を用い，上位4分位は下位4分位より心血管イベントの発症が1.8倍になると報告され，後者では，血小板凝集能で定義したアスピリン抵抗性患者のイベント発症率は約3倍に上昇すると報告されました．ATTコラボレーションの検討結果[3]から，1日75〜150 mg程度の低用量アスピリンが抗血小板作用を発揮するのに十分と考えられていたため，これらの報告はアスピリンの作用に個人差が生じており，その存在が臨床予後に直結するというインパクトのあるものとなりました．しかしその後，アスピリンの効果が乏しい症例においても心血管イベントのリスクが上昇しないとの報告[4]もみられます．

　アスピリンの効果が低くなる原因は多岐にわたります．COX-1の遺伝子多型，服薬アドヒアランスの問題，血小板のターンオーバーが亢進している場合，プロトンポンプ阻害薬（PPI）などの併用薬により効果が減弱してしまう場合，腸溶錠において吸収が遅れる問題，血小板活性化のほかのシグナル経路が亢進している場合などがあげられます．

　このようなさまざまな原因により引き起こされるアスピリンの効果減弱の状態を，諸家がそれぞれの定義でアスピリン抵抗性と表現しているのです．

3 アスピリンの効果の評価法

アスピリンの効果をどのような方法で評価するかという問題もあります．従来からの濃厚血小板による光透過法を利用した血小板凝集能〔刺激剤にアラキドン酸，コラーゲン，アデノシン二リン酸（ADP），エピネフリンのいずれを使用するかによる違いもあります〕，全血による血小板凝集能，VerifyNow® System，PAF-100，血中 TXB_2 濃度，尿中 TXB_2 代謝物濃度など多くの評価法があります．評価法の間で検査の結果が必ずしも一致せず，同一の症例でも評価方法により，抵抗性の有無が変化する場合があります．201 例を 6 種類の評価方法で検討した結果，アスピリン抵抗性とされる症例の割合が 4～60％と大きな幅があったと報告されています[5]．

4 アスピリンの効果不十分例への対応

ATT コラボレーションではいずれの症例でも 75～150 mg の低用量アスピリンがもっとも臨床アウトカムを改善すると報告されています．その後，アスピリンの効果が不十分な症例では心血管イベントが有意に増加し，用量を増やすことより改善したとの研究結果が報告されました．しかしその後，アスピリンの効果が乏しい症例にクロピドグレルを追加しても心血管イベント抑制にはつながらなかったとの報告がなされ[6]，アスピリンの増量や他の抗血小板薬を追加することの効果については確定した見解が得られていないのが現状です．

さまざまな方法でアスピリンの効果を評価し，さまざまな定義で抵抗性と判断し，さらに増量，あるいは他の抗血小板薬を追加しても臨床アウトカムが改善しないとなると，アスピリン抵抗性を評価するメリットは大きくないものと考えられます．抵抗性を評価することによって臨床アウトカムを改善することができるような，統一した評価方法および抵抗性症例への治療方法の確立が望まれます．

また，抗血小板薬による心血管イベントの抑制効果は20～25％程度であり，さらに，心血管イベントの抑制を図るにはスタチンの内服，生活習慣改善，運動療法など他の治療を強化することも重要と考えられます．

文献

1) Eikelboom JW, et al：Aspirin-resistant thromboxane biosynthesis and the risk of myocardial infarction, stroke, or cardiovascular death in patients at high risk for cardiovascular events. Circulation **105**：1650-1655, 2002
2) Gum PA, et al：A prospective, blinded determination of the natural history of aspirin resistance among stable patients with cardiovascular disease. J Am Coll Cardiol **41**：961-965, 2003
3) Antithrombotic Trialists' Collaboration：Collaborative meta-analysis of randomised trials of antiplatelet therapy for prevention of death, myocardial infarction, and stroke in high risk patients. BMJ **324**：71-86, 2002
4) Yamane K, et al：Impact of platelet reactivity on long-term clinical outcomes and bleeding events in Japanese patients receiving antiplatelet therapy with aspirin. J Atheroscler Thromb **19**：1142-1153, 2012
5) Lordkipanidzé M, et al：A comparison of six major platelet function tests to determine the prevalence of aspirin resistance in patients with stable coronary artery disease. Eur Heart J **28**：1702-1708, 2007
6) Krasopoulos G, et al：Aspirin "resistance" and risk of cardiovascular morbidity：systematic review and meta-analysis. BMJ **336**：195-198, 2008

［近藤　博和・堀内　久徳］

III　エキスパートの抗血小板療法の"勘どころ"

Q6　血小板機能検査は行うべき？

エキスパートの勘どころ

- 血小板凝集検査は，抗血小板療法の至適治療域，不応症，効き過ぎをモニタリングする手法として探索的に用いられている．
- VerifyNow® System などの全血凝集計が，臨床現場での血小板機能検査として用いられている．
- 血小板機能検査が，臨床的にどこまで意義があるかは今後更なる検討が必要である．

　血小板機能検査には，従来からの血小板多血漿を用いた吸光度法凝集計や全血を用いたインピーダンス法（Multiplate®），VerifyNow® System，VASP（vasodilator-stimulated phosphoprotein）の測定などが使われています．簡便かつ迅速に血小板凝集能を判断するために，全血で測定可能で抗血小板薬投与後に1回測定する（point-of-care）方法が臨床現場では主流です．

　近年のステントテクノロジーの進歩や手技の向上により，安定冠動脈疾患における待期的経皮的冠動脈インターベンション（PCI）治療では早期ステント血栓症の頻度はかなり減少し，クロピドグレル不応症の早期診断の意義は少ないかもしれません．一方，急性冠症候群（ACS）である不安定狭心症や非ST上昇型心筋梗塞（non-ST elevation myocardial infarction：NSTEMI）ではPCI施行後の心血管イベント（ステント血栓症，心筋梗塞，死亡）の発症リスクは高く，クロピドグレル不応症の検出目的で行う血小板機能検査の意義は大きい可能性が報告されています．CYP2C19機能喪失型遺伝子多型は，クロピドグレルの活性代謝物の産生を阻害し薬効が制限を受ける結果，

表1　血小板機能検査に関するガイドライン

①2011〜2012 ACCF/AHA Focused Update of the Guidelines for the Management of Patients With Unstable Angina/Non-ST-Elevation Myocardial Infarction（Updating the 2007 Guideline）[1,3]
  1. Platelet function testing to determine platelet inhibitory response in <u>patients with UA/NSTEMI (or, after ACS and PCI)</u> on thienopyridine therapy may be considered if results of testing may alter management. Class II b（Level of Evidence：B）

②ESC Guidelines for the management of ACS[2]
  Genotyping and/or platelet function testing may be considered in selected cases <u>when clopidogrel is used.</u>（Class II b, Level B）

③2012 Update to The Society of Thoracic Surgeons Guideline on Use of Antiplatelet Drugs in Patients <u>Having Cardiac and Noncardiac Operations</u>[4]
  Monitoring platelet function
  Because of their high negative predictive value, preoperative point-of-care testing to assess bleeding risk <u>may be useful</u> in identifying patients with high residual platelet reactivity after usual doses of antiplatelet drugs, and who can undergo operation without elevated bleeding risk. Class II b（Level B）
  Point-of-care testing to assess <u>perioperative</u> platelet function may be useful in limiting blood transfusion. Class II b（Level B）

④頭蓋内動脈ステント[5]
  (2) 術前管理
  治療7日前を目安に複数の抗血小板薬の投与の開始が推奨されている。<u>血小板凝集能を確認し，十分な抗血栓効果を確保していることを確認すべきとされている</u>．術前のVerifyNow® System を用いた P2Y12 reaction units（PRU）値（PRU＜60 or ＞240）が周術期の血栓塞栓性および出血性合併症の発生と相関すると報告されており，抗血小板薬開始後は VerifyNow® System などによるモニタリングを行うことが望ましい．

心血管イベントのリスクを高めることも報告されています．米国心臓協会（AHA）/米国心臓病学会（ACC）[1]や欧州心臓病学会（ESC）[2]の ACS 治療に対するガイドライン（2011年）では，血小板凝集能の測定をクラスIIb（エビデンスレベルB）ですが推奨項目として記載しています（表1）[1〜5]．米国胸部外科学会（AATS）は 2012 年，抗血小板薬を使用している患者の手術の出血予防のガイドライン[4]を報告し，手術前の point-of-care の血小板機能検査は，出血リスクの評価につながること，血小板機能が保たれている場合には手術に伴う出血が少ない可能性を記載しました（クラス IIb, エビデンスレベル B）．また，抗血小板薬使用中の手術前の point-of-care の血小板機能検査は，輸血量を少なくできることも報告しています．日本では，2015年頭蓋内動脈ステント（脳動脈瘤治療用 Flow Diverter）適正使用指針第2版[5]で，

VerifyNow® System などを用いて血小板凝集能を測定し十分な抗血栓効果を確保していることを確認すべきとしています．虚血イベントおよび出血イベントを判断する，血小板凝集計を用いた抗血小板抑制効果のモニタリングについてはまだまだ議論の多いところです．抗血小板薬の薬理作用は，遺伝子多型，人種差，医療環境など種々の要因に左右されるためモニタリングの cut-off 値も異なると考えられ，臨床的にどこまで意義があるのかは，今後のさらなる検討が必要と考えられます．

文献

1) Wright RS, et al：2011 ACCF/AHA Focused update of the guidelines for the management of patients with unstable angina/non-ST-elevation myocardial infarction（Updating the 2007 Guideline）：a report of the American College of Cardiology Foundation/American Heart Association Task Force on Practice Guidelines developed in collaboration with the American College of Emergency Physicians, Society for Cardiovascular Angiography and Interventions, and Society of Thoracic Surgeons. J Am Coll Cardiol 57：1920-1959, 2011
2) Hamm CW, et al：ESC Guidelines for the management of acute coronary syndromes in patients presenting without persistent ST-segment elevation：The Task Force for the management of acute coronary syndromes (ACS) in patients presenting without persistent ST-segment elevation of the European Society of Cardiology (ESC). Eur Heart J 32：2999-3054, 2011
3) Jneid H, et al：2012 ACCF/AHA focused update of the guideline for the management of patients with unstable angina/non-ST-elevation myocardial infarction (updating the 2007 guideline and replacing the 2011 focused update)：a report of the American College of Cardiology Foundation/American Heart Association Task Force on Practice Guidelines. J Am Coll Cardiol 60：645-681, 2012
4) Ferraris VA, et al：2012 update to the Society of Thoracic Surgeons guideline on use of antiplatelet drugs in patients having cardiac and noncardiac operations. Ann Thorac Surg 94：1761-1781, 2012
5) 日本脳神経外科学会，日本脳卒中学会，日本脳神経血管内治療学会：頭蓋内動脈ステント（脳動脈瘤治療用 Flow Diverter）適正使用指針 第 2 版，2015 年 4 月

［西川　政勝］

III エキスパートの抗血小板療法の"勘どころ"

Q7 遺伝子多型を検査すべき？

エキスパートの勘どころ

- 確実な抗血小板作用が必要な急性期ではCYP2C19遺伝子多型の影響を受けない新規ADP受容体阻害薬の使用が可能となったことから，現状ではCYP2C19遺伝子多型の検索を実臨床で行う必要はないといってよい．
- 長期にクロピドグレルを投与する患者におけるCYP2C19遺伝子多型と遠隔期の心血管イベントの発生率に関する報告はまだなく，今後の検討・報告が待たれる．

チエノピリジン系薬は，血小板のアデノシン二リン酸（ADP）受容体$P2Y_{12}$を阻害することにより血小板の活性化を抑制し，心血管イベントの発生を抑制します．特に冠動脈ステント留置後の血栓イベント予防のためアスピリンおよびチエノピリジン系薬による抗血小板薬2剤併用療法（DAPT）が必須となっています．

1 クロピドグレル不応症について

クロピドグレルは従来使われていたチクロピジンと比較して重篤な副作用が少なく，またloadingにより，治療開始後早期から血小板凝集を抑制することができます．一方，その効果には個人差があることが報告されており，筆者らの施設における検討でも抗血小板作用の個体差は大きく，欧米と比較

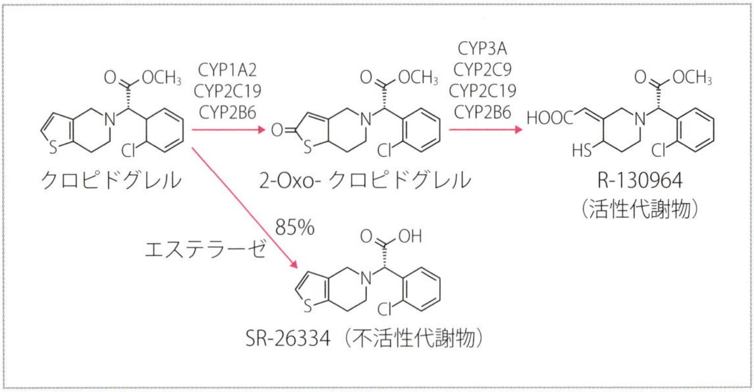

図1 クロピドグレル代謝経路
クロピドグレルは腸管から吸収されたあと，肝臓の薬物代謝酵素であるチトクローム P450（CYP）により二段階の代謝を受けて活性代謝物となることで初めて薬効を発揮する．

して日本人にクロピドグレル不応症の割合が多いことが明らかとなりました．

　クロピドグレルの抗血小板作用に個人差がある原因の1つとして，薬物代謝酵素であるチトクローム P450（CYP）の関与があります．クロピドグレルはプロドラッグであり，薬そのものには薬効はなく，腸管から吸収されたあと肝臓でCYPにより代謝され活性代謝物となることで薬効を発揮します．クロピドグレルは二段階の代謝を受けて活性代謝物となりますが（図1），そのいずれにもCYPファミリーのCYP2C19が関与しています．

　CYP2C19には多くの遺伝子多型が存在することが明らかとなっていますが，そのなかでも臨床的に頻度が高く重要な機能低下型遺伝子多型はCYP2C19*2（681G＞A）とCYP2C19*3（636G＞A）の一塩基多型（single nucleotide polymorphism：SNP）です．

　また，この遺伝子多型の頻度には人種差が存在し，日本人を含むアジア人においては多く存在します．この遺伝子多型に基づいて，その表現型として野生型（EM：extensive metabolizer，*1/*1），中間型（IM：intermediate metabolizer，*1/*2，*1/*3），機能欠損型（PM：poor metabolizer，*2/*2，*3/*3，*2/*3）が存在します．各表現型のなかでもクロピドグレルの効果に個人差はありますが，CYP2C19機能喪失型遺伝子多型群では，

CYP2C19の酵素活性が低下し[1]，抗血小板作用が十分に発揮されない個体が多いです．筆者らの施設でもCYP2C19遺伝子解析を施行したところ，遺伝子多型群（IM, PM）ではクロピドグレル内服後の血小板凝集抑制率が低いことが明らかとなりました．

欧米からはクロピドグレル内服下にステント留置を施行された急性冠症候群（ACS）患者において，CYP2C19機能喪失型遺伝子多型群において心血管イベントの発症が多く，ステント血栓症も有意に多いことが報告されています[2]．本邦でもCYP2C19機能喪失型遺伝子多型をもつ群では心血管イベントが多く，ACS患者においてその差が大きいことが報告されています[3]．一方，緊急経皮的冠動脈インターベンション（PCI）を施行せず保存的に治療されたACS患者を対象としたTORILOGY ACS試験においては，CYP2C19の遺伝子多型は心血管イベントに対する影響を与えませんでした．

これまでの報告から，クロピドグレルを用いてステント留置を伴うPCIを施行する場合，CYP2C19遺伝子多型を検査することで，あらかじめ抗血小板作用を予測し介入する意義があるように考えられますが，2011年に報告されたメタ解析においては，CYP2C19遺伝子多型に基づいた個別の抗血小板療法については否定的な意見が出ています[4]．第二・第三世代の薬剤溶出性ステント（DES）を使用するようになってからステント血栓症の頻度が低下していることもあり，実臨床でもこれまで大きな問題は実感されていません．

さらに，新規チエノピリジン系薬であるプラスグレルが2014年から本邦でも使用可能となりました．欧米の約3分の1である本邦での使用量でも，クロピドグレルと比較し抗血小板作用が強く効果発現が早いことに加えて，CYP2C19の遺伝子多型の影響を受けないことが，国内第III相試験から報告されています（図2）[5]．また新規のP2Y$_{12}$ADP受容体阻害薬であるticagrelorは，CYPによる代謝を受けずに直接P2Y$_{12}$ADP受容体を阻害することで早期に抗血小板作用が発現し，ACS患者においてクロピドグレルと比較し心血管イベント（心血管死亡，心筋梗塞，脳卒中）の発生率が低いことが報告されています[6]．

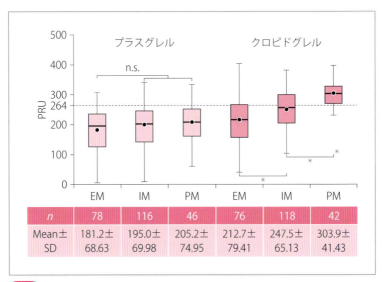

図2 クロピドグレルとプラスグレル内服開始4週後のCYP2C19遺伝子多型と抗血小板作用

クロピドグレル群では機能喪失型遺伝子多型（IM，PM）群は野生型（EM）と比較し抗血小板作用が弱い．

（Isshiki T, et al：Prasugrel, a third-generation P2Y12 receptor antagonist, in patients with coronary artery disease undergoing elective percutaneous coronary intervention. Circ J **78**：2926-2934, 2014）

　ACSに対してPCIが標準的治療として行われている現在において，クロピドグレルの抗血小板作用に個人差が存在し，それにCYP2C19遺伝子多型が関与していることは十分に認識する必要があります．

　しかしながら実臨床での運用を考慮すると，抗血小板薬の強さが心血管イベントに大きく影響を与えるACS患者においては，CYP2C19遺伝子多型の結果を急性期の診療に反映させるのは難しいと思われます．

文献

1) Tazaki J, et al：Prediction of clopidogrel low responders by a rapid CYP2C19 activity test. J Atheroscler Thromb **19**：186-193, 2012
2) Mega JL, et al：Cytochrome p-450 polymorphisms and response to clopidogrel. N Engl J Med **360**：354-362, 2009
3) Arima Y, et al：Comparison of the effect of CYP2C19 polymorphism on clinical

outcome between acute coronary syndrome and stable angina. J Cardiol **65**: 494-500, 2015
4) Holmes MV, et al : CYP2C19 genotype, clopidogrel metabolism, platelet function, and cardiovascular events : a systematic review and meta-analysis. JAMA **306**: 2704-2014, 2011
5) Isshiki T, et al : Prasugrel, a third-generation P2Y12 receptor antagonist, in patients with coronary artery disease undergoing elective percutaneous coronary intervention. Circ J **78**: 2926-2934, 2014
6) Wallentin L, et al : Ticagrelor versus clopidogrel in patients with acute coronary syndromes. N Engl J Med **361**: 1045-1057, 2009

［田﨑 淳一・堀内 久徳］

III エキスパートの抗血小板療法の"勘どころ"

Q8 抗血小板薬投与中,出血イベントを起こしたときの対応は?

エキスパートの勘どころ

・抗血小板薬は,止血が確認されたら早急に再開すべきである.

　抗血小板薬を投与中,殊にステント留置後にアスピリンとチエノピリジン系薬の抗血小板薬2剤併用療法(DAPT)が必要である時期の出血性合併症は,患者にとっての不幸であるばかりでなく,その対応に迫られる医師にとっても頭を悩ませることになります.

　抗凝固薬であるワルファリンであれば,ビタミンK製剤による中和が可能なことは広く知られています(参考までに,文献1)にその対応がコンパクトにまとめられています).さらに,直接作用型経口抗凝固薬(DOAC)はいずれの薬も半減期が短いうえに,ダビガトランに対しては中和抗体が本邦においてもまもなく使用可能になるという状況です.

　ところが抗血小板薬では全く状況が異なってきます.アスピリンはシクロオキシゲナーゼ(COX)のセリン残基を不可逆的にアセチル化し,アラキドン酸がCOXの活性部位に到達しないようにします.そしてCOXの活性を阻害し,トロンボキサンA_2(TXA_2)の生成を抑制し,血小板からの濃染顆粒の放出を抑制し,血小板の二次凝集を抑制します.クロピドグレルやプラスグレルに代表されるチエノピリジン系抗血小板薬は,血小板のアデノシン二リン酸(ADP)受容体に作用することでアデニル酸シクラーゼを活性化し,これによりcAMP合成量が増え,血小板中のCa^{2+}濃度が低下し血小板凝集が抑制されます.この過程も不可逆的です.つまり,DAPT投与中の血小板

の寿命がある限り，不可逆的に血小板凝集は抑制されていることとなります．このような理由で，DAPTに対する中和方法をわれわれは持ち合わせていないのです．日本循環器病学会の『循環器疾患における抗凝固・抗血小板療法に関するガイドライン（2009年改訂版）』においても，ワルファリンに対する対応は詳細に記載してありますが，抗血小板薬に関しては術前の中止日が記載してあるのみであり，皆無であるのが実情です．

　小手術に準ずるような軽度の出血であれば，抗血小板薬を継続したまま経過をみることは多くの医師がすでに経験済みでしょう．さらに，頭蓋内出血の場合は当然専門施設で対応してもらうべきであり，循環器内科が単独で判断すべきではありません．

　もっともわれわれの頭を悩ませるのは，消化管出血を起こした場合でしょう．大量の吐下血では消化器専門医に緊急で内視鏡的な止血をお願いすることになりますが，その際に考えられる抗血小板薬の中止について考えてみます．急性期から一次予防まで含めた冠動脈患者の海外のメタ解析では，アスピリンを中止または不継続にすると重大な心血管イベント発症率はOR＝3.14［1.75～5.61］，ステント留置患者ではOR＝89.78［29.90～269.60］にまで跳ね上がるというショッキングな報告があります[2]．アスピリン服用中に消化性潰瘍からの出血で内視鏡治療を受けた156名にアスピリンとプラセボを投与し，30日間の再出血と半年間の死亡を前向きにみた検討では，再出血は当然アスピリン継続群に10.3％（プラセボ5.4％）と多くみられた一方で，死亡はアスピリン群1.3％（プラセボ12.9％）とアスピリン継続群が明らかに少なかったと報告されています[3]．ただし，この報告は少数例であるため症例数の多い検討が望まれますが，倫理的に不可能であろうと考えます．このような報告からは，内視鏡で止血されていることが確認できれば抗血小板薬は早期に再開させるべきであると言わざるをえないばかりではなく，不用意な中断も行われるべきではありません．さらに，抗血小板薬が必要である患者の背景にも当然注意を払うべきです．第1に急性冠症候群（ACS）であるのか，安定冠動脈疾患であるのか．第2にステント留置後からの時間経過はどれくらいなのか．ACSに対するステント留置後ならばある程度長期間のDAPTは必要ですが，いつまで短縮できるかについてはまだ結論が出ていないと考えます．一方，安定冠動脈疾患に対するステント留置状態ならば，第

二世代以降の薬剤溶出性ステント（DES）であればDAPTの期間は短縮できる可能性は極めて高いと考えます．筆者は個人的には，特殊なステント留置法でなければ最悪の場合1ヵ月でも対応可能であろうと考えていますが，その際にどちらの抗血小板薬を残すべきかはまだ答えを持ち合わせていません．消化性潰瘍や脳出血のリスクはアスピリンがチエノピリジン系薬より高率ですが，筆者はそのような観点からクロピドグレルを残しアスピリンを中止した患者で遅発性ステント血栓症を経験したことがあるからです．その症例はCYP2C19遺伝子多型を有していたことが，その後に判明しています．

　抗血小板薬は抗血栓性と出血性を併せ持つ諸刃の刃であると言われ続けています．現実に抗血小板薬投与中の患者にはそれなりの頻度で出血イベントが起こることは自覚しておくべきですが，再開するタイミングを見誤るとさらに患者に悲劇をもたらすことになります．その覚悟のもとでわれわれは患者の治療に当たらなければなりません．

文 献

1) Garcia DA, et al：Reversal of warfarin：case-based practice recommendations. Circulation **125**：2944-2947, 2012
2) Biondi-Zoccai GG, et al：A systematic review and meta-analysis on the hazards of discontinuing or not adhering to aspirin among 50,279 patients at risk for coronary artery disease. Eur Heart J **27**：2667-2674, 2006
3) Sung JJ, et al：Continuation of low-dose aspirin therapy in peptic ulcer bleeding：a randomized trial. Ann Intern Med **152**：1-9, 2010

　　　　　　　　　　　　　　　　　　　　　　　　　　　　［上野 高史］

III エキスパートの抗血小板療法の"勘どころ"

Q9 ステント血栓症を合併したときの対応は？

 エキスパートの勘どころ

- 急性冠症候群（ACS）では，効果発現の早い抗血小板薬を適切なタイミングで投与することが，ステント血栓症の予防のために重要である．
- 早期のステント血栓症の予防には，血管内超音波検査（IVUS）などを用い適切なステント留置術を心がける必要がある．
- ステント血栓症発症時には，IVUS や光干渉断層撮影（OCT/OFDI）を用い，その原因を確認して適切な対応をすることが重要である．

ステント血栓症は重篤なイベントにつながりうる合併症であり，その予防がもっとも重要です．ただ，適切な経皮的冠動脈インターベンション（PCI）手技や薬物療法を行っていてもステント血栓症をきたす場合も多く，ステント血栓症を起こした際の対応も重要となります．実際の対応を考える場合には，その発症時期，機序や誘因に違いを認めることで，おのずとその対応も異なってきます．また病態として，急性冠症候群（ACS）と安定型冠動脈疾患の違いも認識しておく必要があります．以下に実際の対応について述べます．

1 抗血栓療法の把握

まず，ステント血栓症発症時の抗血栓療法の状況を把握することが重要です．治療の途中でステント血栓症をきたした場合には，ヘパリンの効果が十

分であるかを確認します．ACT（activated coagulation time）を測定して，その値が 300 秒以上であることを確認します．また，特殊な状況ではありますが，ヘパリン起因性血小板減少症（heparin-induced thrombocytopenia：HIT）が原因の場合もあります．HIT の可能性があれば，ヘパリンを中止して，アルガトロバンの投与に変更します．急性冠症候群（ACS）で，抗血小板薬についての効果発現が得られていないと考えられる場合もあり，あらかじめ作用発現までの時間の短いチエノピリジン系抗血小板薬を投与し，そうでない場合には追加投与も考慮します．PCI 後，ある程度時間の経過した症例でのステント血栓症では，抗血小板薬の内服状況の確認が重要です．抗血小板薬が中止されている場合にはプラスグレルの loading を行い，その後，維持量の投与を行います．頻度は非常にまれですが，クロピドグレルを内服している状況で，ステント血栓症をきたした場合には，遺伝子多型（poor metabolizer：PM）による抗血小板療法の効果が不十分であった可能性があり，この場合にも，効果の確実性の高いプラスグレルへの変更を行います．

2 PCI 施行時の実際の対応

　ステント血栓症による閉塞部位にガイドワイヤーを通過させたあと，まず血栓吸引を試みます．ワイヤー通過後，バルーンでの拡張を行う前に，可能な限り血栓吸引を行い，血栓量を減らしておくことが良好な拡張を得るために重要です．ただ，ガイドワイヤー通過に際して，ストラットの圧着不良や遅発性のステントマルアポジションをきたしている場合があり，ワイヤーがステントの一部外側を通過しうることも考慮しておく必要があります．血栓吸引後，血管内超音波検査（IVUS）か光干渉断層撮影（OCT/OFDI）を用いて，閉塞をきたしていた部位の観察を行い，その原因について検討します．早期のステント血栓症では，手技上の問題がその原因である場合が多いです．ステントがアンダーサイズではないか，病変を十分にカバーしているかどうか，さらにはステントの拡張不良，エッジの解離が残存していないかを確認します．超遅発性の場合にはステントフラクチャー（破断）の有無の確認も重要であり，まれではありますが，ステントがリコイル（変形）をきた

している場合もあります．このような各種画像診断所見を踏まえて，拡張不良であれば，高圧あるいはバルーンサイズをアップして拡張を行うことが必要であるし，エッジの解離や病変を十分にカバーしていない場合には，ステントの追加留置を考慮します．バルーンの拡張のみで良好なステント留置部位の径が得られれば，それで手技を終えることが可能と思われますが，ステント内に内膜増殖を認め，再狭窄の要素があれば，薬剤コーティドバルーン（drug-coating balloon：DCB）での治療が望ましい場合もあると思われます．

　現在使用されている第二世代薬剤溶出性ステント（DES）では，超遅発性ステント血栓症（very late stent thrombosis：VLST）をきたすことはまれですが，第一世代 DES では現在でも，VLST を経験します．VLST の原因として，病理学的検討から，新規動脈硬化性病変の進行，ポリマーに対するアレルギー反応を含めた血管の異常反応などが考えられています．血管内異常反応と関連する冠動脈造影所見として PSS（peri-stent contrast staining）が報告されており，ステント血栓症をきたした症例では，このような視点で冠動脈造影所見を観察することが重要です．OCT/OFDI の所見として，ステントストラットの間に複数のくぼみを認める所見（multiple interstrut hollows：MIH）やステントマルアポジション像を認めることもあります．

3　PCI 後の管理

　ステント血栓症の予後は，早期，遅発性，超遅発性と異なっており，特に早期のステント血栓症ではその予後は不良です．また，ステント血栓症の再発をきたす場合もあり，抗血小板薬の変更あるいは追加に加え，注意深い follow up が必要と思われます．

[門田　一繁]

III　エキスパートの抗血小板療法の"勘どころ"

Q10　P2Y$_{12}$受容体阻害薬単剤使用は有効？

エキスパートの勘どころ

- 現状ではDAPTを中止したあとにはアスピリンを継続することが標準的である．
- 一方で，背景に脳血管疾患をもつ患者を中心にDAPT中止後にP2Y$_{12}$受容体阻害薬を継続する選択もされる場合もある．
- この問題に答えを出すべく臨床研究も進んでおり，結果に注目したい．

1　DAPTの背景

　従来のベアメタルステント（BMS）が導入された1990年代には，高いステント血栓症の発生率に悩まされました．アスピリンに加えてP2Y$_{12}$受容体阻害薬の一種であるチクロピジンの併用投与（DAPT）をBMS留置後1ヵ月間施行することでステント血栓症の発生を抑制することが示され，ステント留置後の標準的レジメンとなりました[1]．このことからもわかるように，ステント血栓症予防の鍵（key drug）は，アスピリンではなくP2Y$_{12}$受容体阻害薬にあることは明らかです．薬物溶出性ステント（DES）導入後には，発生率は低いもののステント血栓症のリスクが持続していることが問題となっています．DES時代においても，ステント血栓症の予防のためにアスピリンとP2Y$_{12}$受容体阻害薬のDAPTが標準的レジメンとなっています．

2 アスピリン継続の問題点

　DAPT を継続すべき期間について活発な議論がありますが，DAPT を中止し単剤にする場合に，どちらの薬剤を残すべきかについても議論が巻き起こっています．DAPT を中止する場合には通常は $P2Y_{12}$ 受容体阻害薬を中止し，アスピリンのみとするのが一般的です．これは，当初用いられていたチクロピジンには副作用が多く，継続使用に問題があったのも理由です．$P2Y_{12}$ 受容体阻害薬としてクロピドグレルが主流となり，副作用の懸念は減少しました．アスピリンは薬価の面で有利であるうえ，冠動脈疾患患者の心血管イベント予防についての有効性が証明された薬剤でありますが，消化管粘膜障害や消化管出血の副作用が問題となっています[2]．CAPRIE 試験では，心血管疾患患者を対象として，クロピドグレル単独治療がアスピリン単独治療に比し心血管イベントを有意に抑制したと報告しています[3]．日本人においては，CYP2C19 遺伝子多型により，クロピドグレルの抗血小板作用への抵抗性を有する患者の比率が高いことが知られていますが[4]，日本国内においても脳血管領域ではクロピドグレル単独治療が標準的な抗血小板療法とされ，また最近では冠動脈ステント留置患者においても，脳血管疾患での抗血小板療法が必要な患者群を中心に，DAPT 中止後にクロピドグレル単独治療が選択されるケースも増加してきているといわれます．

3 新規 $P2Y_{12}$ 受容体阻害薬の出現

　さらに，$P2Y_{12}$ 受容体阻害薬として新規薬剤の開発も進んでいることも背景にあります．第三世代チエノピリジン系薬であるプラスグレルは，本邦においても 2014 年 3 月に使用承認がなされました．プラスグレルは，クロピドグレルに比較して代謝経路が単純で作用が迅速に発現することに加え，CYP2C19 遺伝子多型の影響を受けにくく，薬効の個人差が少ないという特徴があります．ticagrelor は直接的 $P2Y_{12}$ 受容体阻害薬であり，迅速に効果を発現するが可逆性で，中止後に速やかに血小板機能が回復することが特徴で

す．ticagrelor も CYP2C19 遺伝子多型の影響を受けにくく，薬効の個人差が少ないとされます．

4 エビデンス構築を目指して

　クロピドグレルのジェネリック薬が認可されたことから薬価の問題は小さくなり，欧州を中心に P2Y$_{12}$ 受容体阻害薬を継続することも検討され始めています．その代表が GLOBAL LEADERS 試験です[5]．これは，DAPT を中止し 1 剤にする場合にどの薬剤を継続するかについて，新たな挑戦を目指している研究です．PCI 施行患者 16,000 例を対象に，アスピリンと ticagrelor の併用を 1 ヵ月間行ったあとに ticagrelor を単独で 23 ヵ月間投与する群と，アスピリンと ticagrelor もしくはクロピドグレル併用を 12 ヵ月間行ったあとにアスピリンを単独で 12 ヵ月間投与する群とを比較検討するものです．DAPT の期間を 1 ヵ月にするという点，DAPT 中止後にアスピリンではなく P2Y$_{12}$ 受容体阻害薬である ticagrelor を継続するという 2 点が斬新なポイントで，結果が待たれます．本邦においても，DAPT の期間を 1 ヵ月とし，中止後に P2Y$_{12}$ 受容体阻害薬を残すプロトコールと標準的な DAPT プロトコールを比較する STOPDAPT-2 試験が開始されようとしています．こういった研究の結果からエビデンスを固めていくことが今後重要と思われます．本項の疑問への返答としては，現状では使用経験や保険制度上での適用の面からも，DAPT 中止後にはアスピリンを継続することが標準的であろうと考えられます．しかし，アスピリンを中止し，チエノピリジン系薬を含む P2Y$_{12}$ 受容体阻害薬を継続する方向への動きがあることは知っておきましょう．

文献

1) Leon MB, et al：A clinical trial comparing three antithrombotic-drug regimens after coronary-artery stenting. Stent Anticoagulation Restenosis Study Investigators. N Engl J Med **339**：1665-1671, 1998
2) Yuhara H, et al：Aspirin and non-aspirin NSAIDs increase risk of colonic diverticular bleeding：a systematic review and meta-analysis. J Gastroenterol **49**：992-1000, 2014

3) CAPRIE Steering Committee : A randomised, blinded, trial of clopidogrel versus aspirin in patients at risk of ischaemic events (CAPRIE). CAPRIE Steering Committee. Lancet **348** : 1329-1339, 1996
4) Hoshino K, et al : Clopidogrel resistance in Japanese patients scheduled for percutaneous coronary intervention. Circ J **73** : 336-342, 2009
5) U.S. National Institutes of Health : ClinicalTrials. gov. GLOBAL LEADERS : A Clinical Study Comparing Two Forms of Anti-platelet Therapy After Stent Implantation.(http://clinicaltrials.gov/ct2/show/study/NCT01813435) Updated June 15, 2016. Accessed November 11, 2016.

[中川 義久]

III エキスパートの抗血小板療法の"勘どころ"

Q11 第二世代DESでは DAPT期間は短くてよい？

エキスパートの勘どころ

- 第二世代の薬剤溶出性ステント（DES）では，抗血小板薬2剤併用療法（DAPT）は6ヵ月もしくは3ヵ月で中止してもよいというデータがある．
- 分岐部病変や慢性完全閉塞，不安定プラーク病変などの症例はステント血栓症のリスクが高く，光干渉断層撮影（OCT/OFDI）により新生内膜の被覆状況を確認してからDAPTを中止したほうが安全と思われる．

　第一世代の薬剤溶出性ステント（DES）は血管内膜の修復反応を遅延させるとともに，ポリマーにより血管内膜への炎症反応を惹起しうることが指摘されています．また，DES内に新規動脈硬化性病変が形成され，遅発性の再狭窄およびステント血栓症の発生が危惧されています．ポリマーの改良を行った第二世代のDESでは血管内膜への炎症が軽減され，ステント血栓症の頻度は減少しつつあるのが現状です．しかし，第二世代DES留置1年後であっても，一定の確率で遅発性の再狭窄およびステント血栓症が発症しており，これらの発症予防を行うことが重要と思われます．

1　どのような患者に短期DAPT, 長期DAPT？―患者背景から

　2015年に行われたメタ解析では，短期DAPT（3～6ヵ月）の有益性は重大

な出血イベントを減らせること，長期 DAPT（永続投与）の有益性は晩期心筋梗塞およびステント血栓症の発症を減らせることであると報告されています[1]．すなわち，短期 DAPT もしくは長期 DAPT は，患者個別のリスクとベネフィットを考えて選択する必要があると思われます．どのような患者において長期 DAPT が必要かを判断する指標として，2015 年 AHA session において DAPT スコアが提唱されました．年齢（75 歳以上：-2 点，65 歳以上 74 歳未満：-1 点，65 歳未満：0 点），糖尿病：1 点，喫煙：1 点，経皮的冠動脈インターベンション（PCI）または心筋梗塞の既往：1 点，慢性心不全または左室駆出率 30% 未満：2 点，心筋梗塞症例：1 点，静脈グラフトへの PCI：2 点，ステント径 3 mm 未満：1 点となっています．長期 DAPT 例では，DAPT スコアが 2 点未満の患者では主要な心/脳血管有害事象（MACCE）発現率に有意な差を認めず，消化管出血の発現率が有意に高い一方，DAPT スコア 2 点以上の患者では，MACCE は有意に少なく，消化管出血の発現率は有意差なしという結果でした．以上から DAPT スコアが高値の患者では，長期 DAPT の有用性が高いことが示唆されます．

2 どのような患者に短期 DAPT，長期 DAPT？ 光干渉断層撮影（OCT/OFDI）所見から

一般に OCT/OFDI にて認められる新生内膜被覆不良，圧着不良，ストラットの間に複数のくぼみを認める所見（multiple interstrut hollows：MIH）などは，ステント血栓症の危険因子と考えられています．また，新生内膜の組織性状が homogeneous, high-intensity ではなく，layered もしくは heterogenous パターンの場合は，DES 留置後の新生内膜成熟障害と考えられ，リスクの 1 つと考えられます．筆者らは，通常 8 ヵ月のフォローアップ OCT 検査にて，上記異常所見がなく，高輝度均一な新生内膜がステントをほぼ完全に被覆していれば DAPT を中止するようにしています．

症例❶（図 1）

労作性狭心症，左冠動脈前下行枝（LAD）に 90% 狭窄を認め，エベ

ロリムス溶出性ステント（EES）2.5 mmが留置されました．2ヵ月後，他枝の治療の際に同部位のOCT/OFDI検査を行ったところ，ステントストラットはほぼ全領域で新生内膜に被覆され，血栓付着などの所見は認めませんでした．しかし，新生内膜は低輝度であり，未成熟な状態が危惧されました（図1-a）．安全性を重視し，DAPTは継続としたところ，8ヵ月でのOCT/OFDI所見では新生内膜の輝度は増し，ステントは新生内膜に完全に埋没している状態となっていました（図1-b）．この時点で，筆者らはDAPTを中止し，その後イベントなく経過観察中です．本症例では3ヵ月でのDAPT中止の可能性も考えられますが，その安全性は保障されていません．

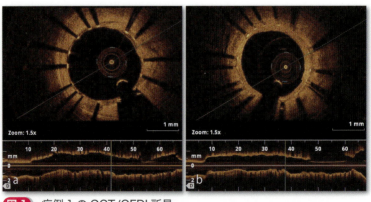

図1 症例1のOCT/OFDI所見
a：EES留置2ヵ月後，b：EES留置8ヵ月後．

症例2（図2）

　右冠動脈（RCA）の慢性完全閉塞病変に対しEES 3.5 mmを留置，その10ヵ月後のOCT/OFDI所見ではステント外にMIHを認め，一部血栓の付着像も観察されました．第一世代DESで問題となったステント血栓症の危険因子としてステント外のMIHがあげられていることから[2]，本症例は留置後10ヵ月が経過していますが，長期DAPTが必要と判断されました．

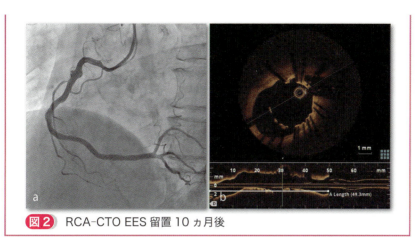

図2 RCA-CTO EES 留置 10 ヵ月後

　第二世代 DES 留置後に対する DAPT の中止時期は，出血リスクがない限り，盲目的に約 1 年後とすることが一般的かと思われます．筆者らの施設では，積極的に OCT によるフォローを行い，図 1-b のように高輝度均一な新生内膜にステントが被覆されていれば DAPT を中止可能と判断しています．この修復状態がいつ達成されるかは個々の患者，病変背景によってある程度異なると推察され，おそらく 6〜8 ヵ月後程度が平均かと思われます．第三世代 DES では，この修復が 3〜4 ヵ月で達成されるのではないかという推察もされており，今後の臨床データにより，DAPT 期間はさらに短縮されることが予想されます．また，症例 2 のように第二世代 DES でも晩期ステント MIH などの修復異常が出現することがあり，このような症例では DAPT の継続が必要と判断されます．

文献

1) Palmerini T, et al：Mortality in patients treated with extended duration dual antiplatelet therapy after drug-eluting stent implantation：a pairwise and Bayesian network meta-analysis of randomized trials. Lancet 385：2371-2382, 2015
2) Imai M, et al：Impact of angiographic peri-stent contrast staining (PSS) on late adverse events after sirolimus-eluting stent implantation：an observation from the multicenter j-Cypher registry PSS substudy. Cardiovascular Int Ther 29：226-236, 2014

［柴田　浩遵・志手　淳也］

III エキスパートの抗血小板療法の"勘どころ"

Q12 PCI時における出血イベントを回避する手段は？

エキスパートの勘どころ

- 経皮的冠動脈インターベンション（PCI）後の出血イベントは，PCI後早期は穿刺部関連がもっとも多く，またPCIの技術的問題に関連するもの，たとえばガイドワイヤーによる穿孔が原因の心タンポナーデがある．退院後の出血は，消化管出血がもっとも多く，尿管，頭蓋内出血などもある．
- ACUITY試験などから，PCI症例の出血イベントは死亡に直結する重大な合併症であり，心筋梗塞の再発の死亡リスクと同等とされている．

1 穿刺部関連出血

穿刺部関連出血を減らすのは，橈骨アプローチです．MATRIX試験においても，橈骨アプローチは大出血を減らすだけでなく，死亡率も減少させることが証明されました[1]．欧州心臓病学会（ESC）のガイドラインでは，急性冠症候群（ACS）には橈骨アプローチPCIがクラスⅠ，エビデンスレベルAの推奨となっています．

もう1つの工夫は，細いカテーテルでPCIを行うことです．穿刺用シースサイズは細いほうが出血が少ないですが，入るデバイスに制限が出ることもあります．PCI症例の冠動脈造影を検討し，治療シナリオを十分に考える必要があります．

大腿動脈は太いので穿刺も易しいと考える人が多いですが，実は合併症が

多く難しいです．これに対し橈骨の穿刺は細いので一見難しそうですが，合併症が少ないため実は易しいのです．大腿動脈の穿刺の際に枝を傷つけるなどの問題があり，エコーガイド穿刺の有用性も最近報告されています．

2 退院後の出血

ADAPT-DES 試験において，退院後の出血は総死亡を悪化させる非常に強い因子であり，退院後の心筋梗塞よりも死亡リスクとしては高いと報告されました[2]．消化管出血は退院後 300 日で 6.2%に発症しており，これは決してまれではありません．出血の危険因子としては，高齢者，ヘモグロビンが低いこと，抗血小板薬投与中，抗凝固薬の併用などがあります．出血を減らすことは，PCI 症例の死亡率を減らす重要な因子であると結ばれています．

抗血小板薬，抗凝薬の適切な使用は大きな課題です．WOEST 試験[3]では，心房細動での PCI 例で抗凝固薬＋抗血小板薬 2 剤併用療法（DAPT：アスピリン＋クロピドグレル）の 3 剤群と抗凝固薬＋クロピドグレルの 2 剤群で比較したところ，出血イベントは 3 剤群で多く，さらにステント血栓症，心筋梗塞，死亡率も 3 剤群で多いという結果でした．これも，出血を起こさないことが PCI 後に重要であることを示しています．

3 DAPT をいつまで続けるか？

DAPT をいつまで続けるか？という問いについては，さまざまな研究が行われてきました．多くは DAPT 期間の短縮により出血イベントが減るという利点が報告されてきましたが，DAPT 試験においては，PCI 終了 1 年以後 30 ヵ月まで続ける長期 DAPT のほうが心筋梗塞を減らすという結果でした．ところが出血イベントは長期 DAPT で多く，議論は尽きません．最近 DAPT スコアという出血リスクと心筋梗塞再発リスクを点数評価し，梗塞再発リスクが高い例には長期 DAPT，出血リスクが高い症例には短期 DAPT にしてはどうかという報告があります（http://www.daptstudy.org/）．

PCI 後の出血イベントは死亡リスクが高く，避けなければなりません．抗血小板薬，抗凝固薬をいたずらに過量にするのは出血リスクとともに死亡率も上昇させるため，適切な患者ケアが重要です．また，橈骨動脈アプローチも死亡率を低下させる手技であることが示され，ますます重要になると思われます．

文　献

1) Valgimigli M, et al：Radial versus femoral access in patients with acute coronary syndromes undergoing invasive management：a randomised multicentre trial. Lancet **385**：2465-2476, 2015
2) Généreux P, et al：Incidence, Predictors, and Impact of Post-Discharge Bleeding After Percutaneous Coronary Intervention. J Am Coll Cardiol **66**：1046-1049, 2015
3) Dewilde WJ, et al：Use of clopidogrel with or without aspirin in patients taking oral anticoagulant therapy and undergoing percutaneous coronary intervention：an open-label, randomised, controlled trial. Lancet **381**：1107-1115, 2013

［伊苅 裕二］

III エキスパートの抗血小板療法の"勘どころ"

Q13 抗血小板薬内服中の患者がACSで搬送されてきたら？

エキスパートの勘どころ

- 抗血小板薬を内服中の患者が急性冠症候群（ACS）をきたしたら，抗血小板薬はアスピリンを含めた抗血小板薬2剤併用療法（DAPT）にする．

　一口に「抗血小板薬内服中」といっても，その内服の原因疾患，内服薬の種類，用量はさまざまです．本項では抗血小板薬の内服原因疾患により，①冠動脈疾患，②その他動脈硬化性疾患〔脳梗塞，末梢動脈疾患（PAD）など〕に分けて述べたいと思います．なお，本項のテーマはACSであるため，ステント血栓症について詳細には触れないこととしました．

1 冠動脈疾患

　冠動脈疾患の既往のある患者がACSをきたした場合，そのほとんどがDAPT中の患者か，以前はDAPTを行っていたが現在は抗血小板薬単剤療法（single anti-platelet therapy：SAPT）となっている患者です．SAPT例は当然DAPTに戻す必要がありますが，DAPT例はそのまま継続するだけでよいのでしょうか？過去にステントを留置された際にステント血栓症が起こらなかったことを考えると，新たなステント留置にも問題はないと思われます．また，抗血小板薬を2剤から3剤に増やしたからといって，次回の新たな

ACSを予防できるというエビデンスは全くなく，かえって出血のリスクを増やすだけです．こういった観点から，現段階ではDAPTの継続でよいと思われます．

2　その他動脈硬化性疾患

　脳梗塞の場合にはSAPTがなされていることが多く，最近はチエノピリジン系薬が好んで使われていますが，シロスタゾールの使用頻度も少なくありません．PADでは，時にDAPTがなされているがアスピリンが含まれていない，チエノピリジン系薬＋シロスタゾールまたはサルポグレラートといった組み合わせも見受けられます．

　ACSにおいてはアスピリンを含めたDAPTが基本であり，既内服薬と照らし合わせて薬剤を選択します．ただ，シロスタゾールは陽性変時作用があるため，ACS患者にはふさわしいとはいえません．

　抗血小板薬を内服中の患者がACSをきたしたら，「抗血小板薬はアスピリンを含めたDAPTにすること」が超急性期には必要なことです．ここで問題になるのは，既内服薬と抗血小板薬を変更する場合，loadingを行うか否かです．アスピリンの内服がない場合，アスピリンのloadingを即時に行うことは問題ないと考えられますが，チエノピリジン系薬に関しては個々の症例に合わせて判断すべきと考えます．

　また一方，アスピリンやチエノピリジン系薬の抗血小板作用には個体差が大きいことも知られており，これらに対する不応症も存在します．抗血小板薬を内服中にもかかわらず，巨大な血栓を伴うACSをきたした際などは，これらの薬剤に対する低反応群である可能性も示唆されます．詳細は遺伝子多型の項に譲りますが，チエノピリジン系薬の多くは肝臓でCYP2C19による代謝を受け，活性代謝物となり効力を発しますが，このCYP2C19代謝に個体差があるために，抗血小板作用に差を生じるのです．すべての施設で測定可能なわけではありませんが，VerifyNow® Systemによる血小板凝集能の測定は，抗血小板薬の種類や量の決定に有用です．

　では，抗血小板薬を内服していたにもかかわらずACSを発症した場合，そ

の原因は抗血小板薬の効果が不十分であった，と言い切ってもよいのでしょうか？実際の臨床ではCYP2C19の機能喪失型遺伝子多型を有する患者においても，血栓イベントなしで経過することは多いです．逆に血小板凝集能は十分に抑制されているのに，ACSを発症している症例も見受けられます．ここで重要になってくるのは，不十分な冠危険因子のコントロールです．特に，冠動脈疾患の既往を有する患者に比べて脳梗塞，PADで抗血小板薬内服していた患者は管理が不十分ですので，入院早期からの冠動脈疾患の危険因子への介入が重要です．冠動脈疾患の既往を有する患者ですでに十分にコントロールされている場合には，より厳格なコントロールが望ましいです．

　このような観点から，脳梗塞，PADを有する患者では，冠動脈疾患を合併している可能性を念頭に置き，そのスクリーニングを行い，冠動脈疾患患者に準じた危険因子のコントロールを行うべきであると考えます．

　また，余談ですが胸痛で搬送となった患者を事前情報なしでACSかステント血栓症か鑑別することは不可能です．しかしながら，ステント血栓症の場合は急性期の血行再建治療方針はASCとは若干異なり，抗血小板薬の使用にも一考を加える必要があります．現在，ステント内の血栓性閉塞はステント血栓症として扱われています．第二世代，第三世代DESの時代となった現在，ステント内のneo-atherosclerosisの破綻に伴う，ステント内ACSと考えられる症例も見受けられるようになってきました．ベアメタルステントでもみられる現象ではありますが，ステント内ACSと遅発性ステント血栓症を正確に区別することは困難です．しかし，今後臨床上でも学術上でも重要となってくる可能性が示唆されます．

[山本　哲史・川井　和哉]

III エキスパートの抗血小板療法の"勘どころ"

Q14 経過観察中に癌が見つかったときの対応は？

エキスパートの勘どころ

- 本邦で行われたj-Cypher registryでは，薬剤溶出性ステント（DES）を用いた経皮的冠動脈インターベンション（PCI）後に外科的治療が必要となった症例は1年間で5.1％，3年間で14.7％と報告されている．
- 日常診療において，外来加療中の患者に癌が見つかることはしばしば経験するが，その際に問題となるのが抗血小板療法の継続方法である．
- 特に，DES留置後の患者に観血的検査・治療を施行する際には，血栓症と出血イベントのそれぞれのリスクを十分に考慮して，最適な治療法を選択する必要がある．ただし，現時点ではこれに関してエビデンスレベルの高い明確な治療指針は示されておらず，施設ごとに異なるのが実情である．

1 抗血小板療法について

　アスピリンとチエノピリジン系薬を用いた抗血小板薬2剤併用療法（DAPT）は，ステント血栓症を防ぐためにもっとも有用な治療法であり，ガイドラインではベアメタルステント（BMS）留置後は1ヵ月間，DES留置後は12ヵ月間の継続が推奨されています[1,2]．一方で，抗血小板療法継続中の患者では出血イベントの増加が懸念され，実際にDES留置後に抗血小板療法が中断されたおもな原因は出血イベントならびに外科的治療と報告されてお

り，特に早期に中断された症例では有意に多く心血管イベントが報告されています[3,4]．ただし，メタ解析では周術期のアスピリン投与継続は出血イベントのリスクを1.5倍に増加させるものの，重篤な合併症には至らなかったと報告されており（頭蓋内手術と経尿道的前立腺摘除術を除く）[5]，血栓症リスクの高い症例に対しては周術期のアスピリン単剤の継続は妥当性があると考えられます．また，チエノピリジン系薬に関してはアスピリン投与継続下での短期中止は比較的安全に施行できるとされており，周術期抗血小板療法の管理は患者，病変背景ならびに処置・手術の出血リスクなどを考慮して総合的に判断することが求められます．また，その際のチエノピリジン系薬の休薬期間は5〜7日間とされており，術後は速やかに再開することが推奨されています[6]．

2 消化器内視鏡検査・治療における抗血小板療法について

2012年に日本消化器内視鏡学会より『抗血栓薬服用者に対する消化器内視鏡診療ガイドライン』が示されました[6]．本ガイドラインでは，抗血栓薬の休薬に伴う血栓症の発症リスクが考慮され，消化器内視鏡検査・治療を出血の危険度から分類し，両者を考慮したうえで手技を行うことが推奨されています．BMS留置後2ヵ月ならびにDES留置後12ヵ月は血栓症のハイリスク群とされ，ポリープ切除術や内視鏡的粘膜切除術などの出血ハイリスクに対する処置もアスピリン単独服用者では休薬なく施行してよいとされています．また，チエノピリジン系薬単独服用の場合には5〜7日間休薬を原則とすること，血栓塞栓症のハイリスク症例ではアスピリンまたはシロスタゾールへのブリッジを考慮することが推奨されています．なお，本ガイドラインでは出血ハイリスクに対する処置においてアスピリンとアスピリン以外の抗血小板薬併用の場合には，抗血小板薬の休薬が可能となるまでは内視鏡の延期が好ましいこと，延期が困難な場合にはアスピリンまたはシロスタゾールの単独投与とすることが推奨されています．ただし，いずれのステートメントもエビデンスレベルは高いものではなく，今後の検証が必要と考えられます．

表 1 内視鏡や外科手術の際の抗血小板療法について

1. 血栓症のハイリスク症例では，アスピリン単剤の継続を原則とする．
2. DAPT 継続中の症例でチエノピリジン系薬を中止する際には，5〜7 日間の休薬を原則とする．また，術後は可及的速やかに再開することが望ましい．
3. チエノピリジン系薬を単独内服している症例では，アスピリンまたはシロスタゾールへのブリッジを考慮する．
4. やむなくすべての抗血小板薬を中止せざるをえない場合は，ヘパリンブリッジすることが望ましい．

※出血の危険性が高い待機的手術は，DES 留置後は 12 ヵ月，BMS 留置後は最低でも 1 ヵ月は延期することが望ましい．
※DAPT の継続が困難な症例では，BMS 留置あるいはバルーン形成術を考慮する．

3 ヘパリンブリッジについて

　本邦では，周術期の抗血小板薬の減量ならびに中止の際に "bridging therapy" としてヘパリンブリッジが行われることが多いです．実際に，本邦の消化器外科・一般外科領域における実地調査でも，DES 留置後などハイリスク症例の場合に多くの施設でヘパリンブリッジが施行されていました．しかし，ヘパリンブリッジに関してのエビデンスは乏しく，有用性は定かではありません[4]．周術期の出血リスクが高くやむなく抗血小板薬をすべて中断せざるをえない場合は，bridging therapy として考慮してもよいと考えられます[1]．

　抗血小板療法の取り扱いについて，これまでの報告やガイドラインを踏まえ私見を**表 1** に示しました．特に DES を用いた PCI を施行する際には，抗血小板療法の重要性を認識し，患者の背景や併存疾患を十分に考慮したうえで最適な治療方針を検討することが重要です．

文献

1) 日本循環器学会合同研究班：循環器病の診断と治療に関するガイドライン 非心臓手術における合併心疾患の評価と管理に関するガイドライン（2014 年改訂版）
（http://www.j-circ.or.jp/guideline/pdf/JCS2014_kyo_h.pdf）
2) 2014 ESC/EACTS Guidelines on myocardial revascularization：The Task Force

on Myocardial Revascularization of the European Society of Cardiology (ESC) and the European Association for Cardio-Thoracic Surgery (EACTS) Developed with the special contribution of the European Association of Percutaneous Cardiovascular Interventions (EAPCI). Eur Heart J **35** : 2541-2619, 2014
3) Capodanno D, et al : Management of antiplatelet therapy in patients with coronary artery disease requiring cardiac and non cardiac surgery. Circulation **128** : 2785-2798, 2013
4) Abualsaud AO, et al : Perioperative management of patients with drug-eluting stents. JACC Cardiovasc Interv **3** : 131-142, 2010
5) Burger W, et al : Low-dose aspirin for secondary cardiovascular prevention-cardiovascular risks after its perioperative withdrawal versus bleeding risks with its continuation-review and meta-analysis. J Intern Med **257** : 399-414, 2005
6) 藤本一眞,ほか：抗血栓薬服用者に対する消化器内視鏡診療ガイドライン．日本消化器内視鏡学会雑誌 **54** : 2074-2102, 2012

[萩谷 健一・桃原 哲也]

III エキスパートの抗血小板療法の"勘どころ"

Q15 抗血小板薬についての海外のエビデンスは日本で代用可能？

エキスパートの勘どころ

- 抗血小板療法に関して，日本人は欧米人とは異なる therapeutic range を有している．East Asian Paradox と称される，人種差を越えた違いがそこに存在する．
- これまでの欧米のエビデンスは，勝つため（虚血イベント抑制のため）に，犠牲（出血イベント）を払うスタンスで構築されてきた．一方，本邦ではプラスグレルを欧米の3分の1用量で導入するなど，医者（医療）に「さじ加減」を施す工夫がされている．
- ガイドラインのみでは，個々の患者に対し理想的なレジメンをつくるのは難しい領域といえる．

1 East Asian Paradox

抗血小板療法は，効果（虚血イベント抑制）と安全性（出血イベント抑制）のバランスの上に成り立つ治療です．海外と本邦の違いを考えた場合，人種や体格という明らかな違いが存在するとともに，日本人を含むアジア人では虚血性心疾患の発症率・再発率が欧米人と比較して低いことが知られています．日本は一次予防も含めて実地診療が非常に密であることが特徴であり，たとえば糖尿病患者において低用量アスピリンの冠動脈疾患発症予防効果を調べた JPAD 試験では，イベント発生率自体が低かったためにアスピリンの有用性は証明されませんでした．本邦における経皮的冠動脈インターベン

ション（PCI）は，ほとんどのケースで冠動脈イメージングによるガイドが用いられていることもあり，欧米と比較して治療成績は良好です．また，アジア人では抗血小板薬2剤併用療法（DAPT）中の血小板凝集能が相対的に高いにもかかわらずPCI後のイベント発症率が低く，出血イベントの発症率が高いことが知られています．このように，抗血小板療法においてわれわれが欧米人とは異なるtherapeutic rangeを有していることは，East Asian Paradoxと称されます[1]．以上より，海外のエビデンスがそのまま本邦で代用できるかどうかについては，人種差を超えた障壁が存在しているものと考えます．

2 抗血小板薬の種類と投与量

日本人を含むアジア人はクロピドグレルを活性代謝物に変換するチトクロームP450（CYP）2C19の酵素活性が低い遺伝子多型を有する割合が高く，母集団全体でみるとクロピドグレルの抗血小板作用が減弱するため，欧米と本邦においてクロピドグレルの常用量は同一です[2]．最近，CYP2C19遺伝子多型の影響を受けにくいプラスグレルが本邦でも使用可能となりましたが，導入にあたっては日本人の易出血性に十分な配慮がなされました．同薬剤は欧米のTRITON-TIMI 38試験で出血イベントが多かったため，日本の承認試験（PRASFIT-ACSおよびPRASFIT-Elective）では日本人向けに3分の1に減量した用量設定が行われたことが奏功し，同等の血栓イベント予防効果が得られるとともに，出血イベントは増加しませんでした[3]．

3 DAPT継続期間

新世代の薬剤溶出性ステント（DES）が次々と開発され，今後本邦にも生体吸収性スキャフォールド（BRS）が登場することを考えると，DAPT継続時間に関する議論はさらに複雑化しそうです．DESの種類によってDAPT期間に差をつけて本当によいのか？欧米の研究で報告されているようなDAPT

期間の短縮が本邦でも可能なのか，それとも長期に継続したほうがよいのか？ DAPTを長期に継続すれば当然ながら血栓症を抑制できる一方で，出血イベントをきたす可能性は増加します．これらについては欧米でも決着がついておらず，日本人を対象とした追試を待たざるをえないのが現状でしょう．

また，これまでDAPT期間終了後はアスピリンを継続するのが標準とされてきましたが，海外エビデンスとして，心血管イベントの二次予防を検討したCAPRIE試験ではクロピドグレルがアスピリンを上回ると報告されています．しかし，日本人では検証されてはいません．

日本は世界に類をみない超高齢社会を迎えており，抗凝固療法の併用が必須となる心房細動合併症例や，出血イベントのハイリスク患者である悪性疾患症例に抗血小板薬を投与する機会が増えることが予想されます．超高齢者に対する抗血栓療法のエビデンスは海外にも存在しないため，これはもはやone-size-fits-all な従来型医療の限界といえるかもしれません．

JCD-KiCS registryによるとPCI施行患者の約1/3が手技の時点でDAPTを受けていなかったことが報告されており[4]，ガイドラインと実臨床が医師の裁量によって乖離しているのも事実です．患者個々のリスクとベネフィットを逐一判断していく個別化医療が進むべき道なのか，まだはっきりはしていません．米国が目指すprecision medicineの枠組みを，East-Asian Paradoxを念頭に置きながら本邦でも進める必要があるのかもしれません．個人的には，その一端に，これまで本邦で先鋭的に蓄積してきた冠動脈イメージングから得られた情報が貢献できないかと日々模索しているところです[5]．

文献

1) Levine GN, et al：Expert consensus document：World Heart Federation expert consensus statement on antiplatelet therapy in East Asian patients with ACS or undergoing PCI. Nat Rev Cardiol **11**：597-606, 2014
2) Nishio R, et al：Effect of cytochrome P450 2C19 polymorphism on target lesion outcome after drug-eluting stent implantation in japanese patients receiving clopidogrel. Circ J **76**：2348-2355, 2012
3) Saito S, et al：Efficacy and safety of adjusted-dose prasugrel compared with clopidogrel in Japanese patients with acute coronary syndrome：the PRASFIT-ACS study. Circ J **78**：1684-1692, 2014

4) Ikegami Y, et al：Outcomes of Percutaneous Coronary Intervention Performed With or Without Preprocedural Dual Antiplatelet Therapy. Circ J **79**：2598-2607, 2015
5) Nishio R, et al：Early Phase Arterial Reaction Following Drug-Eluting and Bare-Metal Stent Implantation in Patients With ST-Segment Elevation Myocardial Infarction. Int Heart J **56**：389-394, 2015

［高谷　具史・新家　俊郎］

III エキスパートの抗血小板療法の"勘どころ"

Q16 現在進行中の臨床試験で何がわかるのか？

エキスパートの勘どころ

- 抗血小板薬2剤併用療法（DAPT）の継続期間についてはDAPT試験の，DAPT終了後に継続する抗血小板薬の選択についてはGLOBAL LEADERS試験の結果が注目されている．
- また，薬剤溶出性ステント（DES）に続く新たなデバイスとして期待される生体吸収性スキャフォールド（bioresorbable scaffold：BRS）に対する抗血小板療法についてGHOST-EU registryが，心房細動合併症例に対する経皮的冠動脈インターベンション（PCI）後の抗血小板療法についてRE-DUAL PCI試験，PIONEER-AF PCI試験が進行中である．

1 DAPTはいつまで継続するのか？

　PCI施行後のステント血栓症を予防するため，アスピリンとチエノピリジン系薬を併用するDAPTを一定期間行うことが現在の標準治療となっています．最近の大きな話題の1つがDAPT期間についてです．ステント血栓症予防のためのDAPT期間に対する考え方は，ステントの進歩に伴い大きく変わってきています．第二世代以降のDES留置後は超遅発性ステント血栓症（VLST）がほとんどみられなくなり，欧州心臓病学会（ESC）のガイドラインでは安定冠動脈疾患ではDESにおいても6ヵ月のDAPTが推奨されています．このような経緯で，DESにおけるDAPT期間は短縮の傾向にありまし

た．しかし，2014年11月に発表されたDAPT試験[1]はこれまでの結果を否定する結果となりました．DAPT試験は，DES植え込み後12ヵ月経過した症例を無作為化して，DAPTを30ヵ月まで継続する群とアスピリン単剤とする群に分けて検討した臨床試験です．DAPT継続によってステント血栓症，心筋梗塞の発症率は有意に抑制されることが示されましたが，重篤な出血は有意にDAPT継続で多く，死亡率もDAPT継続で高い傾向が示されました．特にステント血栓症が少ないといわれているエベロリムス溶出性ステント（EES）が半数近くを占めており，現代のDES植え込み患者の実態に即した試験のため，DAPTの継続が一定の意味をもつことが初めて示されたといえます．

2　DAPT終了後に継続すべき抗血小板薬は？

　残された疑問は，DAPT終了後に継続する薬剤として選択されているのは常にアスピリンであるが，それが$P2Y_{12}$受容体阻害薬ならばどうなるのかということであります．今まではクロピドグレルの効果発現の早さに個人差があることから，効果発現の早いアスピリンはその早期作用不足の補完の意味がありましたが，新規抗血小板薬ではその必要がなくなってきている可能性があります．この点について検討する臨床試験がGLOBAL LEADERSで，1ヵ月のDAPT後に$P2Y_{12}$受容体阻害薬（ticagrelor）を単剤で継続する治療法を，12ヵ月DAPT，その後アスピリン単剤の従来療法と比較する無作為化試験であり，アスピリンが出血イベントと関連しやすいにもかかわらず作用が$P2Y_{12}$受容体阻害薬よりも弱いことの問題点についての解決策を示してくれる可能性があります．

3　BRS時代の抗血小板療法について

　DESに続く新たなデバイスとして期待されるBRSですが，すでに実臨床でBRSが使用されている欧州では，BRSは異物を体内に残さないという大きな

メリットを備えた血管内治療デバイスであるにもかかわらず，スキャフォールド血栓症など実用上致命的となる問題点が普及を妨げています[2]．GHOST-EU registry[3]がリアルワールドのregistryとして現在進行中であり，6ヵ月までの血栓症について報告されています．definite/probable併せたスキャフォールド血栓症が計23例（30日で1.5%，6ヵ月で2.1%）に認められました．このうち20例（87%）はDAPT下で発生し，14例（61%）が急性冠症候群（ACS）で発症しました．発生時の内訳は急性（24時間以内）が5例（22%），亜急性（24時間以上30日以内）が11例（48%），遅発性（1ヵ月以降）が7例（30%）でした．これらのスキャフォールド血栓症の頻度の高さは，PCIに際して血管内超音波検査（IVUS）や光干渉断層撮影（OCT/OFDI）といった血管内イメージングの使用率が少なく，手技上の問題が一因となった可能性は否定できません．しかし，スキャフォールド血栓症に関する1年以後のデータは，BRS使用時のDAPT期間についての議論に話題を提供することでしょう．

4 心房細動合併例での抗血栓療法について

心房細動合併症例に対するPCI後の抗血小板療法，抗凝固療法には非常に悩まされているのが現状であると考えられます．DAPT＋抗凝固薬の3剤を投与することは出血リスクを高める可能性があるからです．現在進行中のRE-DUAL PCI試験では，40ヵ国以上700施設より約8,500人の患者を登録し，ダビガトラン（1日2回110 mg，もしくは150 mg）とクロピドグレルかticagrelorによる2剤，またはワルファリン，クロピドグレルかticagrelor，アスピリンによる3剤で治療する群に無作為に割り付け，主要有効性評価項目として死亡，または初回血栓イベント発生までの期間，主要安全性評価項目として初回重症出血までの期間を評価しています．RE-DUAL PCI試験の結果から，心房細動を有する虚血性心疾患者に対する薬物治療についての指針が得られることが期待されます．さらに，ACS合併心房細動患者において，抗血小板薬に追加する直接作用型経口抗凝固薬（DOAC）の用量を検討する前向き試験としてPIONEER-AF PCI試験が計画されました．同試験で

は，ステント植え込みを受けた心房細動患者において，低用量アスピリン（12ヵ月間）＋チエノピリジン系抗血小板薬（1, 3, 6ヵ月のいずれか）へのリバーロキサバン 2.5 mg 1日2回上乗せ投与による安全性を，ビタミンK阻害薬（目標 PT-INR 2.0〜2.5）を上乗せ投与した場合と比較しています．主要評価項目は TIMI 出血基準による大出血，小出血，治療を要する出血です．PIONEER-AF PCI 試験の結果から，ACSの領域でも，心房細動合併患者に対する薬物治療についての指針が得られることが期待されます．

文 献

1) Ielasi A, et al：Early results following everolimus-eluting bioresorbable vascular scaffold implantation for the treatment of in-stent restenosis. Int J Cardiol **173**：513-514, 2014
2) Brugaletta S, et al：Absorb bioresorbable vascular scaffold versus everolimus-eluting metallic stent in ST-segment elevation myocardial infarction：1-year results of a propensity score matching comparison：the BVS-EXAMINATION Study（bioresorbable vascular scaffold—a clinical evaluation of everolimus eluting coronary stents in the treatment of patients with ST-segment elevation myocardial infarction）. JACC Cardiovasc Interv **8**：189-197, 2015
3) Capodanno D, et al：Percutaneous coronary intervention with everolimus-eluting bioresorbable vascular scaffolds in routine clinical practice：early and mid-term outcomes from the European multicentre GHOST-EU registry. EuroIntervention **10**：1144-1153, 2015

［川嶋　秀幸・上妻　謙］

III エキスパートの抗血小板療法の"勘どころ"

Q17 loadingはカテーテル検査後では遅い？

エキスパートの勘どころ

- 非ST上昇型急性冠症候群（NSTE-ACS），安定冠動脈疾患を含む待機的経皮的冠動脈インターベンション（PCI）予定例ではクロピドグレル300 mgをPCIの15時間以上前にloadingするべきだが，冠動脈所見が確認されていない場合は緊急冠動脈バイパス術（CABG）の可能性が懸念される．
- 速やかに冠動脈造影が実施できる施設では，PCIの適応を確認後に投与できるプラスグレルのほうが使用しやすい状況にある．
- ST上昇型急性心筋梗塞（STEMI）では，primary PCI前なるべく早期にプラスグレル（使用できない場合にはクロピドグレル）をloading投与するべきである．

1　安定冠動脈疾患でのPCI予定例

　冠動脈ステント留置例におけるアスピリンとチエノピリジン系薬の抗血小板薬2剤併用療法（DAPT）の目的は，ステント血栓症の防止とアテローム血栓症の再発予防にあります．安定冠動脈疾患（ACSを含む）が対象のCREDO試験の解析では，クロピドグレル300 mgのloadingはPCIの15時間以上前に行うと有意に主要な心血管イベント（MACE）発生の抑制効果があると報告されています[1]．ACTIION PCIメタ解析では，クロピドグレルのPCI前投与で冠動脈イベント（おもにPCI周術期の心筋梗塞）が23％減少

し，大出血は増加しませんでした（ハザード比 1.18）[2]．クロピドグレルは十分な効果が発現するまで時間がかかるため，数日以内に PCI が予定されている場合には loading をすべきです．

本邦ではプラスグレルが，安定冠動脈疾患での PCI 予定例でも使用可能です．日本人独自の用量設定がなされ，抗血小板作用に個人差が少ないプラスグレルを選択するのもよいと考えます．

2 NSTE-ACS での PCI 予定例

PCI-CURE 試験ではクロピドグレルの PCI 前からの投与（平均 10 日間）で 30 日以内の MACE が 30％減少した半面，CURE 試験での DAPT 5 日以内の CABG 実施例では出血イベントが増加しました．メタ解析では CABG 前のクロピドグレル投与により心筋梗塞は 43％減少しました．患者背景が異なるため術後の死亡が 1.44 倍に増加しましたが，早期からのクロピドグレルの内服開始が望ましいと考えられます[3]．

TRITON-TIMI 38（74％の症例が NSTE-ACS）では，プラスグレルはクロピドグレルに比べてステント血栓症を含む MACE の発症を有意に抑制することが示されました．NSTE-ACS においてはクロピドグレルよりもプラスグレルまたは ticagrelor 投与が推奨されています（クラス I B）[4]．また PCI を予定された NSTE-ACS が対象の ACCOAST 試験では，プラスグレル 30 mg を loading 投与し PCI 時に 30 mg を追加する前投与群では，プラセボ投与平均 4 時間後に冠動脈造影所見を確認後にプラスグレル 60 mg を投与する非前投与群に比べて，7 日以内の冠動脈イベント発症率に差はなく，TIMI 大出血が 1.9 倍に増加しました．ACTION NSTE-ACS 試験のメタ解析ではクロピドグレルの PCI 前投与で MACE 発生を 21％減少させた一方で，プラスグレル前投与の有益性を認めませんでした（ハザード比 1.02）[5]．近年の早期侵襲的戦略では PCI までの期間が数時間と短縮されたため，冠動脈造影所見を確認後に強力な抗血小板作用が得られるプラスグレルを loading 投与するのが合理的と思われます（クラス I B）[4]．

3 STEMI での primary PCI 予定例

　STEMI での primary PCI 予定例を対象としたメタ解析では，PCI 前のクロピドグレル投与例では非投与例に比べて冠動脈イベントと総死亡が共に半減し，大出血は増加しませんでした[2]．さらに，本邦の STEMI に対する PCI の registry である J-AMI では，入院中の definite ステント血栓症の発生は 1.47％ と決してまれではなく，特に PCI 前にクロピドグレル投与がなされていない例に多く発生しました．

　TRITON-TIMI 38 試験のサブ解析では，STEMI での primary PCI 実施例において，プラスグレルはクロピドグレルに比べて出血イベントを増すことなくステント血栓症を含む心血管イベントの発症を有意に抑制しており，STEMI においてもクロピドグレルが推奨されているのはプラスグレル（または ticagrelor）が使用できない場合のみです（クラス Ⅰ B）[4]．なお ATLANTIC 試験で pre-hospital での ticagrelor 投与によるステント血栓症減少が示唆されており，STEMI 症例では特に血小板活性が亢進し大多数の症例で緊急 PCI が実施されるため，診断後ただちに強力な $P2Y_{12}$ 受容体阻害薬を loading 投与するのが望ましいと思われます（クラス Ⅰ B）[4]．

文献

1) Steinhubl SR, et al：Optimal timing for the initiation of pre-treatment with 300 mg clopidogrel before percutaneous coronary intervention. J Am Coll Cardiol **47**：939-943, 2006
2) Bellemain-Appaix A, et al：Association of clopidogrel pretreatment with mortality, cardiovascular events, and major bleeding among patients undergoing percutaneous coronary intervention：a systematic review and meta-analysis. JAMA **308**：2507-2516, 2012
3) Nijier SS, et al：Safety of clopidogrel being continued until the time of coronary artery bypass grafting in patients with acute coronary syndrome：a meta-analysis of 34 studies. Eur Heart J **32**：2970-2988, 2011
4) Authors/Task Force members, Windecker S, et al：2014 ESC/EACTS Guidelines on myocardial revascularization：The Task Force on Myocardial Revascularization of the European Society of Cardiology（ESC）and the European Association for Cardio-Thoracic Surgery（EACTS）Developed with the special

contribution of the European Association of Percutaneous Cardiovascular Interventions (EAPCI). Eur Heart J **35**：2541-2619, 2014
5) Bellemain-Appaix A, et al：Reappraisal of thienopyridine pretreatment in patients with non-ST elevation acute coronary syndrome：a systematic review and meta-analysis. BMJ **349**：g6269, 2014

［塚原 健吾・日比 潔］

III エキスパートの抗血小板療法の"勘どころ"

Q18 糖尿病患者ではなぜ血小板抑制作用がばらつくのか？

エキスパートの勘どころ

- 糖尿病患者は基礎にある高血糖やCYP2C19遺伝子多型などの要素以外に，クロピドグレル活性代謝物（Clop-AM）の血中濃度低下により抗血小板薬の効果が出にくい可能性が指摘されている．
- 病態，出血リスク，血糖コントロールにより抗血小板薬の使い分けを行う必要があるがまだ明確な指針はない．
- また，今後第二世代のチエノピリジン系薬としてプロドラッグではなく$P2Y_{12}$受容体を直接可逆的に阻害する薬剤としてticagrelor，静注薬であるcangrelorが開発されており，データの蓄積が待たれる．

1 糖尿病患者の血糖値と抗血小板薬の効果について

　糖尿病患者への抗血小板薬の効果を上げるためには，血糖コントロールは必須です．非心原性脳梗塞急性期のアスピリンとクロピドグレルの併用療法の効果を示したCHANCE試験のサブ解析では，グリコアルブミンを15.5でカットオフ値とし，90日後の脳卒中イベントと出血イベントを確認したところ出血リスクは変わらないものの，脳卒中予防に関しては高血糖群のほうが成績がより悪い結果となりました．そのため，血糖コントロール不良症例は抗血小板薬の作用が低下している可能性があることを理解しておく必要があります．アスピリンに関しても同様に，血糖高値による抗血小板薬作用の減弱が指摘されています．

表1　おもなクロピドグレル抵抗性の検査法

検査法	血小板刺激	使用検体	有利な点	不利な点
血小板凝集計	ADP	多血小板血漿	・使用経験が豊富 ・多施設で施行可能 ・治療成績との関連が報告されている	・手間がかかる ・施設間での標準化が困難
VerifyNow® P2Y12	ADP＋PGE1	全血	・簡便 ・治療成績との関連が報告されている	・高価 ・血小板以外の血球の影響を受ける可能性あり
PFA-100®	コラーゲン＋ADP	全血	・簡便 ・治療成績との関連が報告されている	・VWF，ヘマトクリットの影響がある
フローサイトメトリー	ADP ADP＋PGE1	全血	・少量の検体で測定可能 ・治療成績との関連が報告されている	・高価 ・専門的技術が必要
遺伝子検査（CYP2C19）		単核球	・治療成績との関連が報告されている	・血小板機能の測定ではない

（横山健次：抗血小板薬不応症患者に対する治療戦略．薬局 **64**：99-103，2013 より改変）

2　P2Y$_{12}$受容体阻害薬の作用機序

　チエノピリジン系薬はプロドラッグであり，腸管から吸収後に肝臓のチトクローム P450（CYP）で酸化され活性代謝物となります．活性代謝物は，Gi 蛋白質共役型アデノシン二リン酸（ADP）受容体である P2Y$_{12}$受容体を不可逆的に阻害することにより血小板凝集を抑制します．CYP2C19 遺伝子多型など，クロピドグレル代謝に関わる要因がクロピドグレル抵抗性の一因とされる報告もあります．

3　血小板機能評価

　血小板機能を検査するにあたり現在一般的になっているものとして，VerifyNow® System と VASP P2Y12 などがあります（表1）[1]．

急性期に関しては，PRASFIT-ACS 試験などからこれらの検査で行った血小板凝集能抑制評価により，急性期の抗血小板作用が重症心血管イベントを抑制する可能性が指摘されています．

4 P2Y$_{12}$受容体阻害薬間の糖尿病患者における効果の差異

TRITON-TIMI 38 試験において，同じ作用機序の P2Y$_{12}$ 受容体阻害薬直接比較試験が行われました[2]．その結果，急性冠症候群（ACS）患者において，プラスグレルはクロピドグレルに比し TIMI 大出血が増加したものの，虚血イベントを減少させました．しかし，さらにサブ解析を行ったところ非糖尿病患者では有意差がなく，糖尿病患者においてそのような傾向がみられ，インスリンを使用する重症糖尿病群ではさらにその傾向が顕著であるという興味深い結果が得られました．従来の CYP2C19 遺伝子多型や高血糖だけでは説明がつかないことになったわけです．

Angiolillo らがその結果に基づき，糖尿病患者におけるクロピドグレルの作用減弱機序に対して興味深い検討を報告しています[3]．アスピリンを内服中の冠動脈疾患患者のうち，糖尿病群 30 例，非糖尿病群 30 例に対してクロピドグレル 600 mg を loading して前後の時系列採血，*ex vivo*, *in vitro* にて検討を行い，薬物動態ならびにクロピドグレル活性代謝物（Clop-AM）添加の有無での抗血小板作用の変化を検討しました．その結果，血小板凝集反応は糖尿病群では非糖尿病群に比較して高値であり，Clop-AM は投与 24 時間にわたって糖尿病患者は非糖尿病患者より低値でした．また，baseline のサンプルを用いて，Clop-AM を添加して血小板凝集能抑制を *in vitro* で測定した結果，Clop-AM 用量依存性に血小板凝集能抑制を認めました．以上のことから糖尿病患者群におけるクロピドグレルによる抗血小板作用の減弱は，Clop-AM 濃度および吸収曲線下面積（AUC）の低下を介していることがわかりました．Clop-AM 血中濃度が上昇しない原因が糖尿病患者の薬剤吸収率低下によるものなのか，代謝の低下によるものなのかは明らかではありません．

5　抗血小板薬抵抗性が疑われたら

　GRAVITAS試験も含めた10報をメタ解析した結果では，クロピドグレル増量，他の薬剤の追加，変更などを行った患者群で心血管死，ステント血栓症発症率が有意に低下するという結果が得られています[4]．また症例数は限られていますが，ホスホジエステラーゼ阻害薬であるシロスタゾールの追加投与がクロピドグレル抵抗性に有効であることを示唆する報告もあります．以上のことから，抗血小板薬抵抗性により血栓症をきたしてしまった患者に対しては再発予防として以下の対応法が考えられます．

①チエノピリジン系薬を増量，またはプラスグレルなどの同系列の薬剤に変更する．アスピリンの量は増やしても効果がないとされる．
②シロスタゾールなど別系統の抗血小板薬を使用する．シロスタゾールを使用した場合，脳梗塞の再発率が糖尿病群と非糖尿病群で有意差がなかったという報告があり，シロスタゾールは糖尿病患者に有用である可能性がある．
③急性期で2剤併用していた場合はアスピリン，チエノピリジン系薬にもう1つ別系統の抗血小板薬を加えた3剤併用も検討する．

　いずれの方法をとるにせよ，出血リスクには十分注意する必要があります．もちろん，血糖コントロールを確実に行うことも重要であることはいうまでもありません．

文献

1) 横山健次：抗血小板薬不応症患者に対する治療戦略．薬局 **64**：99-103, 2013
2) Wiviott SD, et al：Prasugrel versus clopidogrel in patients with acute coronary syndromes. N Engl J Med **357**：2001-2015, 2007
3) Angiolillo DJ, et al：Impaired responsiveness to the platelet P2Y12 receptor antagonist clopidogrel in patients with type 2 diabetes and coronary artery disease. J Am Coll Cardiol **64**：1005-1014, 2014
4) Aradi D, et al：Efficacy and safety of intensified antiplatelet therapy on the basis of platelet reactivity testing in patients after percutaneous coronary intervention：systematic review and meta-analysis. Int J Cardiol **167**：2140-2148, 2013

［小野　剛］

III　エキスパートの抗血小板療法の"勘どころ"

Q19　慢性腎臓病（CKD）患者の血小板機能は？

エキスパートの勘どころ

- 慢性腎臓病（CKD）では血小板機能が低下しており，心疾患合併であっても安易な抗血小板薬投与は慎むべきである．

　血小板は，傷害された血管壁で凝集し，血栓を形成し止血を行います．一方，血小板中には種々の生理活性物質が含まれており，多くは血小板凝集とともに放出されます．これら血小板中のサイトカインは，傷害された血管内皮や血管平滑筋細胞修復のためのmitogenとして作用しています．

　血小板異常は量的（数）な問題と，質的（機能）な問題に大きく分けられますが，血小板の質的異常をきたす病態として，慢性腎不全，肝硬変症，骨髄異形成症候群，マクログロブリン血症，薬剤性などがあります（表1）[1]．慢性腎不全では，血小板の粘着異常，凝集異常，血小板凝固促進能の低下が

表1　後天性血小板機能異常症の分類

- 尿毒症（慢性腎不全）
- 肝疾患
- 異常蛋白血症：多発性骨髄腫，マクログロブリン血症
- 骨髄増殖性疾患：特に本態性血小板血症
- 体外循環，心肺バイパス
- 膠原病
- 白血病
- 薬剤性血小板機能異常症

〔池田康夫，丸山征郎（編）：血小板生物学，メディカルレビュー社，東京，p479，2004〕

みられます.

本項では, ①腎障害（腎不全）の血小板への作用, ②血小板の腎への作用, ③臨床的な観点から, CKD時の抗血小板療法の問題点について概説します.

1 腎障害（腎不全）の血小板への作用

CKD末期での腎不全, 尿毒症により出血傾向となります. その原因としては透析の際の抗凝固薬（ヘパリンなど）の使用, もともと消化性潰瘍の基礎疾患を有しているケースもありますが, 血小板機能異常そのものも原因となりえます.

腎不全時の血小板機能異常は内因性要因と外因性要因に分類されますが, 内因性要因として血小板糖蛋白（GPⅡb/Ⅲa）の機能低下, アデノシン二リン酸（ADP）, セロトニンなどの顆粒球減少, 放出障害, トロンボキサンA（TXA）産生障害などのアラキドン酸代謝障害などがみられます.

また, 外因性要因として尿毒素, 貧血, 異常なvon Willebrand因子の産生などがあります. 機序としては, 尿毒素の一種が尿毒症血中で増加し, 血小板機能を抑制することが報告されています.

2 血小板の腎への作用

血小板は血管内で直接的あるいは間接的に, 血液細胞や脈管系細胞と接触し活性化されます. 活性化された血小板は形態変化が起こり, α顆粒や濃染顆粒の内容物が放出され, それらには種々の生理活性物質が含まれています. 血小板から放出されるサイトカイン, ケモカインのうち, たとえば血小板由来成長因子（platelet-derived growth factor：PDGF）は, 血管壁の線維芽細胞に作用して血管壁の修復作用に関与している一方, 動脈硬化初期に中膜平滑筋細胞の内膜側への遊走・増殖を起こし動脈硬化を進展させたり, 腎糸球体メサンギウム細胞に対して増殖を引き起こし, 糸球体腎炎に関与し, ひいては腎障害の一因になりえます.

3　CKD 時の抗血小板療法の問題点

　CKD，透析患者における血小板機能という側面を逆から考えてみると，CKD と心血管疾患（CVD）の合併はまれではなく，CKD は CVD の独立した危険因子です．CKD と CVD を合併しているときの抗血小板薬の投与について，リスクとベネフィットに関する明確な答えはありません．CVD の予防には抗血小板薬が投与されることが多いですが，止血機能が正常でないため，出血リスクが上昇します．このため CKD 患者においては，抗血小板薬の投与はリスクを考慮して行うことが重要です．

　CKD 患者において，抗血小板薬投与の心血管イベント，死亡，出血に対する影響を検討したメタ解析があります（図 1）[2]．急性冠症候群（ACS），経皮的冠動脈インターベンション（PCI）を必要とする CKD 患者は心血管リスク高値と考えられますが，抗血小板薬 + 標準治療を行った患者の心筋梗塞相対リスクは，0.89（95%CI 0.76〜1.05）と有意ではありませんでした．また，標準治療に抗血小板薬を追加した大出血リスクは 1.40（95%CI 1.07〜1.86），小出血リスクも上昇し（1.47：95%CI 1.25〜1.72），いずれも有意なリスクの上昇を認めました．安定冠動脈疾患または心血管疾患ハイリスクの CKD 患者では（9,133 例），心筋梗塞に対して偽薬群または無治療群と比較した抗血小板薬投与群の相対リスクは 0.66（95%CI 0.51〜0.87）で，33% のリスク低減が示されました．脳卒中については，相対リスクは 0.66（95%CI 0.16〜2.78）で有意差はみられませんでした．大規模なメタ解析ではありますが，レトロスペクティブコホートも含まれており，また出血イベントの定義が異なり症例の均一性に問題があり，多くの Limitation があります．しかし，CKD 患者への抗血小板薬の投与は出血リスクの上昇を伴うのでリスク，ベネフィットを検討して，安易な抗血小板薬による介入は慎むことが重要であることを示しています．

Variable	Trials, n	イベント数/参加人数, n/n 抗血小板療法	イベント数/参加人数, n/n Control	ランダム効果モデルを用いた 相対危険度 (95% CI)	P, %
ACS (急性冠症候群) or PCI (経皮的冠動脈インターベンション)					
致死的 or 非致死的心筋梗塞	7	411/3097	322/2164	0.89 (0.76〜1.05)	2
致死的 or 非致死的脳卒中	1	2/203	4/208	0.51 (0.09〜2.77)	—
冠動脈再建術	7	933/3098	701/2167	0.93 (0.84〜1.04)	0
心血管死	2	6/203	4/208	0.96 (0.79〜1.16)	0
全死亡	8	232/3097	183/2163	0.89 (0.75〜1.05)	0
全入院	—	—	—	—	—
末期腎臓病					
大出血	9	292/3347	161/2429	1.40 (1.05〜1.86)	42
小出血	9	585/3347	313/2429	1.47 (1.25〜1.72)	69
出血性脳卒中	5	18/2342	12/1693	1.08 (0.47〜2.49)	0
治療中止	—	—	—	—	—
リスクのある or 安定した心血管疾患					
致死的 or 非致死的心筋梗塞	10	100/4533	153/4600	0.66 (0.51〜0.87)	0
致死的 or 非致死的脳卒中	10	80/4533	90/4600	0.66 (0.16〜2.78)	25
冠動脈再建術	—	—	—	—	—
心血管死	16	150/4335	165/4371	0.91 (0.60〜1.36)	26
全死亡	21	346/5330	379/5302	0.87 (0.61〜1.24)	0
全入院	3	333/1768	352/1767	0.95 (0.78〜1.14)	0
末期腎臓病	8	52/423	64/402	0.70 (0.24〜2.04)	0
大出血	18	92/5131	64/5099	1.29 (0.69〜2.42)	0
小出血	8	421/3603	247/3599	1.70 (1.44〜2.02)	0
出血性脳卒中	1	10/1006	7/1003	1.42 (0.54〜3.73)	—
治療中止	11	213/1290	211/1225	0.87 (0.42〜1.78)	0

図1 CKD患者における抗血小板薬の治療効果

[Palmer SC, et al: Effects of antiplatelet therapy on mortality and cardiovascular and bleeding outcomes in persons with chronic kidney disease: a systematic review and meta-analysis. Ann Intern Med 156: 445-459, 2012]

文 献

1) 池田康夫, 丸山征郎 (編):血小板生物学, メディカルレビュー社, 東京, p479, 2004
2) Palmer SC, et al：Effects of antiplatelet therapy on mortality and cardiovascular and bleeding outcomes in persons with chronic kidney disease：a systematic review and meta-analysis. Ann Intern Med **156**：445-459, 2012

[掃本 誠治]

III　エキスパートの抗血小板療法の"勘どころ"

Q20 カテーテル治療で血小板凝集能は亢進する？

エキスパートの勘どころ

- カテーテル治療直後は血栓形成の条件が一気に揃う状態となる．
- 冠動脈カテーテル治療の内容のみならず，症例ごとの全身的病態や社会的背景まで考慮した至適抗血小板療法が不可欠である．

　"カテーテル治療で血小板凝集能は亢進する？"の問いに対して，答えは"YES"でしょう．血栓形成の機序としてよく知られるVirchowの三徴は，血流うっ滞，血管内皮障害，血液凝固能亢進の3項です．これらは本来，静脈血栓形成の機序として言及された考え方ですが，カテーテル治療後の血栓形成の危険因子を考えるうえでも有用です．経皮的冠動脈インターベンション（PCI）は，一般的にはバルーンにより冠動脈を解離・拡張し，異物であるステントを血管壁に埋め込む治療ですので，血流うっ滞に関しては，冠動脈狭窄を解除するため血栓形成抑制に有利に働くはずです．しかしながら，実臨床においては完全に理想的なステント留置ばかりではないこともあり，ステントの拡張不十分，ステント遠位・近位での冠解離の残存，さらには分岐部病変へのステントジェイルやストラット破綻，マルアポジションなどにより，新たな血流異常や乱流が生じ，血小板の活性化をもたらすことはまれではありません．

　次に血管内皮障害に関しては，PCIにより狭窄病変が造影上は綺麗に拡張修復されたように見えても，血管壁は著しい傷害を受けています．バルーンやステントによる急激な拡張により血管壁内成分が冠動脈内腔に露出し，粥

腫内の炎症性細胞からは種々の血小板活性化因子が急速かつ多量に放出されます．また，ステントは生体にとって異物である以上，血栓形成の素地になることは自明の理です．したがって，われわれがステント植え込みなどのカテーテル治療を行った際には，その手技により直後から一気に血小板凝集の過程を刺激することが容易に予想されます．実際に PCI 後は，ステント植え込みやロタブレーター施行などの症例により程度の差はあるものの，アデノシン二リン酸（ADP）試験や血小板活性化マーカー測定から評価される血小板活性は直後から亢進し[1,2]，そのような状況が以後の虚血イベントに関連するという報告[3]は多くみられます．現在のカテーテル治療の主流である薬剤溶出性ステント（DES）での検討でも，ステント植え込み後の血栓症発生は術後早期に集中することが報告されており，本邦における急性心筋梗塞症例を対象とした最近の研究[4]においても，ステント植え込みにより冠動脈の再血行再建に成功してもステント血栓症は術後 1 日以内にそのほとんどが認められることが示されています．また DES に関しては，留置後の冠動脈の病理所見や血管内画像所見において，新生内膜の再生機転が遅延することでステントが血管内腔に露出している期間が長くなる症例も多いことが報告されています．さらには DES の薬剤や，特にポリマーの長期にわたる血管壁局所の炎症や凝固異常などへの影響も指摘されており，なかでも第一世代の DES 植え込み後は，直後のみならず遠隔期においても血小板凝集に対する刺激性を否定できないことが推察されます（図 1）．

血液凝固能亢進は血小板凝集と互いに連動していますが，上述のように DES 植え込みは，慢性期においても血小板活性作用を有するトロンビンの関連マーカーを指標として冠動脈局所の凝固能亢進が遷延していることを著者らは報告しており[5]，また，カテーテル治療を必要とする症例は元々，糖尿病，脂質異常症，脱水や急性冠症候群（ACS）などの凝固能亢進を生じやすい病態を背景にしていることが多いので，カテーテル治療は術直後はもちろん慢性期にかけて血小板凝集の観点からも注意を要します．

以上，カテーテル治療は局所的にみても血栓を形成するための好条件が揃っているといっても過言ではありませんので，個々の症例ごとに，PCI の内容のみならず患者の心血管以外の全身的病態や社会的背景までも考慮した至適抗血小板療法が必須となります．

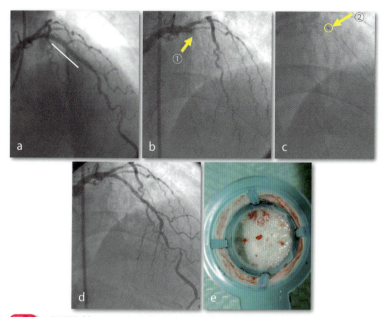

図1 超遅発性ステント血栓症の一例（70歳代，男性）
a：左前下行枝近位部の狭窄病変に冠動脈ステント（Cypher®）を植え込み，病変部の良好な拡張を得た．白実線はステント植え込み部，b：ステント植え込み後約1年半の時点でアスピリン服薬が不規則になっていたところ，ステント部で冠動脈閉塞（矢印①）をきたし緊急搬送された，c：血栓吸引カテーテル（矢印②）によりステント内の血栓吸引を行い，多量の血栓が回収された，d：血栓吸引のみで良好な再灌流が得られた，e：回収された多量の血栓．

文献

1) Mangiacapra F, et al：Periprocedural variations of platelet reactivity during elective percutaneous coronary intervention. J Thromb Haemost **10**：2452-2461, 2012
2) Inoue T, et al：Comparison of changes in circulating platelet-derived microparticles and platelet surface P-selectin expression after coronary stent imaplantation. Platelets **17**：416-420, 2006
3) Gurbel PA, et al：Platelet reactivity in patients and recurrent events post-stenting：results of the PREPARE POST-STENTING Study. J Am Coll Cardiol **46**：1820-1826, 2005
4) Nakamura M, et al：Current antiplatelet therapy for Japanese patients with ST elevation acute myocardial infarction：J-AMI registry. Cardiovasc Interv Ther **28**：162-169, 2013

5) Yamaguchi K, et al：Local persistent hypercoagulability after sirolimus-eluting stent implantation in patients with stable angina. Int J Cardiol **153**：272-276, 2011

[若槻 哲三]

III エキスパートの抗血小板療法の"勘どころ"

Q21 抗血小板薬を再開するときには loading すべき？

> **エキスパートの勘どころ**
> - 抗血小板薬休薬後どのように内服を再開するかについては，再開による出血リスクと，休薬期間延長に伴う血栓症発症のリスクとの兼ね合いで決まることになる．
> - それぞれをどの程度と評価するかは，休薬の可否を決定する際の情報と同様，冠動脈病変および留置ステントの状態と，手術手技に伴う出血リスクのバランスによる．

　抗血小板薬内服中に，何らかの原因により一時休薬が必要となることがあります．時には悪性腫瘍が見つかり手術が必要となることもあれば，親知らずの抜歯が必要となることもあります．またその時期については，ステント留置1ヵ月後のこともあれば，1年以上経過してからのこともあります．本項のテーマは，休薬後に内服をいつ再開するか，どのように再開するか，という点ですが，これはまさに休薬する際の，休薬可能であるか，どのように休薬するか，という疑問点とリンクしてきます．抗血小板薬内服継続による出血リスクと，休薬に伴う血栓症発症のリスクとの兼ね合いで決まることになります．

1 血栓症発症のリスクが低い場合

　血栓症のリスクが低く，"抗血小板薬の休薬が問題なく可能"，と判断した

場合には，その再開も特に急ぐ必要はないと考えられます．具体例としては，ステント留置の既往がなく，動脈硬化疾患の一次予防として抗血小板薬を内服している場合などが該当します．再開・loadingにより出血イベントが生じれば凝固能も亢進した状態となるため，その後の再休薬時には血栓症リスクが高くなりえます．出血イベントを生じないようにすることが，血栓症リスクを極力抑えることにつながります．当該治療の出血リスクを考慮し，安全な再開時期から，維持量での再開が望ましいと考えられます．

2　血栓症発症リスクが中等度以上の場合

　血栓症のリスクが中等度以上であり，可能な限り抗血小板薬の継続が望ましいが，当該治療の出血リスクを伴っており"出血リスクの低減のため休薬"する場合には，術後の再開も可能な範囲で早期とすることが望ましいです．これはステント留置後，日数が経過している場合〔ベアメタルステント（BMS）留置1ヵ月以降，薬剤溶出性ステント（DES）留置6ヵ月以降〕などが考えられます．通常は止血確認後安全な時期から，維持量で再開していることが多いですが，その中止時期がステント留置が行われた時期に比較的近く（6ヵ月以内），また多枝病変の治療や複雑なステント留置が行われている場合などでは，当該治療後の出血リスクがよほど高い場合を除いては，再開時loadingを考慮します．

3　血栓症発症リスクが高い場合

　血栓症リスクが高く，"本来であれば抗血小板薬の休薬は不可能であるが，当該治療の緊急性が高く，減量・休薬がやむをえず行われた場合"には，術後再開時も早期のloadingは必須と考えられます．しかし，このような緊急症例は当該手術が出血リスクの高いもの（頭蓋内手術，複雑な胸部・開腹手術など）であり，再開後の出血リスクを考慮しなければなりません．当該手術の術者のみ知りうるところですが，術中の止血の容易さ，再出血のしやす

さなどを参考とし，再開の時期と loading の有無を検討します．ステント留置から日の浅い場合，特に複雑なステント留置術後などが該当しますが，大手術後には凝固能が亢進し，血栓症のリスクも上がりうることから，可能な限り loading することが望ましいと考えられます．

抗血小板薬の休薬理由が"大出血イベントを生じたための突然の休薬"である場合には，再開時のニュアンスも変わってきます．通常であれば休薬が難しいと考えられる症例でさえも休薬は必須であり，血栓症発症のリスクが高い状況と考えられます．しかし，再開により再出血を生じればそれも致命傷となりうることから，慎重にならざるをえません．なるべく早期の再開が原則ですが，ヘパリンによるブリッジを行ったうえで，loading を行わず緩徐な再開を行うほうが安全です．

上記はすべてエビデンスのない私論ですが，個々の症例の状態をしっかりと見極めて，その休薬・再開のストラテジーを考慮することが重要です．最近では，新規の抗血小板薬（プラスグレル，ticagrelor）が使用可能となり（ticagrelor は 2016 年 9 月現在薬事承認済み，未発売），従来の薬剤よりも薬効の立ち上がりが早いことが期待されていますので，急速 loading の必要性は減少するものと考えられます．

休薬後の再開は遅れがちですが，休薬期間の血栓症発症のリスクを判断し，再開のタイミングを逃さないことが重要です．

[田中 信大]

III エキスパートの抗血小板療法の"勘どころ"

Q22 抗血小板薬の新薬の動向は？薬剤選択への影響は？

エキスパートの勘どころ

- 新たな抗血小板薬の登場によって，loadingのタイミングなどシナリオによる使い分けが考慮される時代になった．
- 海外のデータではなく，本邦におけるデータ蓄積が急務である．

現在，抗血小板薬はアスピリン，$P2Y_{12}$受容体阻害薬，GPⅡb/Ⅲa阻害薬，PAR-1阻害薬の4種類に大別されますが，本項では特に$P2Y_{12}$受容体阻害薬を中心に展望を述べます．

1 クロピドグレルで指摘された問題点と新しい$P2Y_{12}$受容体阻害薬

クロピドグレル服薬中の症例の30～40％は血小板凝集能を示すPRUが高値であり，PRU値が高値であるとステント血栓症を含む心血管イベントのリスクが高まると報告されています[1,2]．PRU高値の理由としては遺伝子多型が有名ですが，ほかにも薬剤相互作用，急性冠症候群（ACS），糖尿病，慢性腎臓病（CKD），肥満，投与方法，さらには血小板寿命などもあげられています．このため，より強力な抗血小板薬が開発され，ACSを中心として臨床的有効性の検証が進められています．

2 プラスグレル

クロピドグレル同様にプロドラックですが，肝臓における1回のoxidationを受けるのみでクロピドグレルの約5倍量の活性代謝産物が産生されます．このような薬理学的特徴が，抗血小板作用の安定性，即効性につながっています．TRITON-TIMI 38試験では，さまざまなサブセットで出血イベントのリスクを上回る心血管イベントの抑制効果が示されました．薬物治療を選択したACSを対象としたTRILOGY ACS試験では，無作為化前に冠動脈造影を実施した75歳未満の症例において，プラスグレルによる抗血小板薬2剤併用療法（DAPT）はクロピドグレルによるDAPTより有効でした．ACCOST試験では半量loadingを搬送前に実施する治療戦略の妥当性が検討されましたが，この戦略は出血イベントを増加させるのみで，有効性には差がありませんでした．なおTRITON-TIMI 38試験では，脳梗塞の既往例，75歳以上，60 kg以下の低体重では出血リスクが高かったため，総合的なメリットは明らかではありませんでした．

3 ticagrelor

可逆的に直接血小板受容体に作用する抗血小板薬ですが，その作用の30〜40%は肝臓のCYP3Aを介した代謝によります．半減期が7時間と短いため効果消失が早いのが特徴で，1日2回の服薬を要します．プラスグレルと同様，早期に確実に有効性を発揮します．PLATO試験では，薬物療法例，侵襲的治療選択例など治療戦略の異なる症例で検討が行われ，いずれの戦略でもticagrelorの優位性が示されましたが，プラスグレル同様に出血イベントを若干増加させました．最近報告されたPEGASUS-TIMI 54試験では，陳旧性心筋梗塞例におけるticagrelorによるDAPTは，心血管イベント抑制に有益であることが示されました．本試験での効果において，60 mgと90 mgで差はありませんでしたが，出血イベントは60 mgのほうが少ないという結果でした．副作用として呼吸困難がありますが，用量依存性であり，アデノシンの吸収を抑制する作用によるといわれています．

4 cangrelor

現状，唯一の静注用 P2Y$_{12}$ 受容体阻害薬で，代謝されることなく直接受容体に拮抗的に作用します．数分で安定した血中濃度となりますが，半減期が3〜5分ときわめて短く，可逆的な作用であるため中止後30〜60分で効果は消失します．CHAMPION PHOENIX 試験で，cangrelor の loading は経皮的冠動脈インターベンション（PCI）の合併症をクロピドグレルの loading よりも優位に抑制することが示されました．

5 vorapaxar

vorapaxar は血小板のトロンビン凝集を抑制する薬剤であり，トロンビンが ACS の際は高値であることから，ACS での有効性が期待されています．当初，出血イベントが高頻度で有効性は明らかではありませんでしたが，脳梗塞のない陳旧性心筋梗塞例，末梢動脈疾患（PAD）例，糖尿病などでの有効性が示されています．

6 使い分けがあるか？

ACS では強力で効果発現の早い抗血小板薬が求められますので，その意味でプラスグレル，ticagrelor が主役となるのは妥当といえます．欧米でプラスグレルは出血リスクの観点から75歳以上の高齢者には原則禁忌ですが，糖尿病などハイリスク例では考慮するとされています．この際の推奨投与量は，米国では 10 mg，欧州では 5 mg です．なお低体重に対しては，欧米ともに 5 mg が推奨されています．一方，ticagrelor の除外例は高度房室ブロック例，肝障害例などです．クロピドグレルの投与はプラスグレル，ticagrelor の使用ができない場合に限定されますが，心房細動合併例など3剤が必要な症例では，エビデンスがないため当面は選択されるでしょう．ticagrelor は非 ST 上

昇型急性冠症候群（NSTE-ACS）においても冠動脈造影前の投与は安全とされていますが，プラスグレルは冠動脈造影による病変の確認後に投薬することが推奨されています．前述のごとく，エビデンスレベルでは両者の差異は非常に小さく，直接比較がないためその優劣は決めがたいです．あえて言えば，患者のコンプライアンスを考慮した場合はプラスグレルが優位であり，手術前など効果の早期消失を期待する場合には ticagrelor が優位といった程度でしょう．しかし，これはあくまでも海外データからの考案です．本邦ではプラスグレル第Ⅱ相試験の成績を受けて，欧米の約 1/3 量で臨床試験 PRASFIT-ACS が実施されました．この用量で，出血リスクを高めることなく TRITON-TIMI 38 試験と同じトレンドを示すベネフィットが観察されました．この結果は，本邦における適切な抗血小板薬投与量を改めて考える機会を与えたといえます．日本人は出血リスクが高いと言われているからです．本邦の実臨床における大規模試験の成績が待たれるところです．

　cangrelor はナイーブ症例，血行動態的に不安定な人，ショック例，低体温療法施行例，嘔吐している梗塞例，冠動脈バイパス術（CABG）へのブリッジなどでの短期的効果が期待される症例が対象でしょう．なお，海外ではクロピドグレルは待機的症例への適応を有しますが，本邦ではプラスグレルも待機的 PCI で使用可能です．効果において個人差が小さいことが望ましい点は待機的症例も同様であることを考えると，次第に強力な抗血小板薬が待機例でも中心になっていくものと推測されます．

　抗血小板薬の最近の動向，今後の使い分けに関して要約しました．本邦における大規模試験の成績が明らかになれば，抗血小板療法の方向性が明確になるでしょう．臨床に即したエビデンスの蓄積が待たれるところです．

文献

1) Stone GW, et al：Platelet reactivity and clinical outcomes after coronary artery implantation of drug-eluting stents（ADAPT-DES）：a prospective multicentre registry study. Lancet **382**：614-623, 2013
2) Angiolillo DJ, et al：Variability in individual responsiveness to clopidogrel：clinical implications, management, and future perspectives. J Am Coll Cardiol **49**：1505-1516, 2007

［中村　正人］

付録①

念のため抗凝固療法もおさらい

付録① 念のため抗凝固療法もおさらい

Q1 抗凝固薬の種類とその作用機序は？

　心房細動は高齢になるほど増加する不整脈で，その有病率は80歳以上の9〜14％を占め，心原性脳塞栓症の主原因となるハイリスク不整脈です．心原性脳塞栓症は，ひとたび発症すると神経症候が重篤で広範な脳梗塞をきたしやすく，しばしば寝たきりや死に至るためノックアウト型脳梗塞とよばれています．脳梗塞全体に占める心原性脳塞栓症の割合は25〜30％近くを占め，年々増加していることから，高齢化がさらに進むわが国において，脳梗塞予防を目的とした心房細動への適切な抗凝固療法の実践は喫緊の課題といえるでしょう．

1 抗凝固薬の種類

　抗凝固薬は，大きく分けてビタミンK拮抗薬と直接作用型経口抗凝固薬（direct oral anticoagulants：DOAC）の2種類に分類されます．前者の代表薬はワルファリンであり，後者はダビガトラン，リバーロキサバン，アピキサバン，エドキサバンと，近年種々の凝固薬が非弁膜症性心房細動（non-valvular atrial fibrillation：NVAF）の予防薬として発売されています．2011年以前は，NVAFに対してはワルファリン療法が唯一の抗凝固療法として推奨され，PT-INRを2.0〜3.0，70歳以上の高齢者ではPT-INR1.6〜2.6を目標値として$CHADS_2$スコア2点以上の患者に考慮することが勧められていました．2011年以降，DOACであるダビガトラン，リバーロキサバン，アピキサバン，エドキサバンが次々と登場しました．これらDOACはワルファリンと

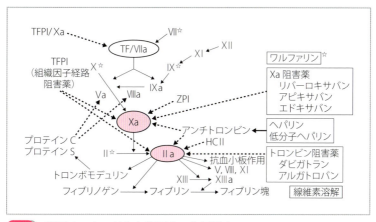

図1 凝固カスケードと各凝固薬の作用機点

比較して，梗塞予防効果は同等かそれ以上で，出血イベントである頭蓋内出血は大幅に少ないという優れた特質を有しているため，同等の適応がある場合はDOACを優先することが『心房細動治療（薬物）ガイドライン2013年版』や『脳卒中治療ガイドライン2015』で勧められています．ただし，DOACの禁忌該当例やその他の理由でDOACを投与できない場合，NVAF以外の心血管疾患で抗凝固療法が必要な場合にはワルファリン療法を考慮します．最近は，下肢静脈血栓に伴う血栓塞栓症の治療や予防に，DOACのうちXa阻害薬が投与可能になりました．

2　ワルファリンとDOACの作用機序

ワルファリンは酸化型ビタミンKを還元型に変換する酵素を阻害することで，第Ⅱ，Ⅶ，Ⅸ，Ⅹ凝固因子の産生を抑制し，持続的に抗凝固作用を発揮します（図1）．しかし，抗凝固療法の成否を決めるプロトロンビン時間（PT-INR）の治療域は狭く，PT-INRが治療域をやや下回ると，ビタミンK依存性の生理的凝固阻止因子のプロテインCやプロテインSの抑制がより強いため，むしろ過凝固状態を誘発して脳梗塞のリスクが急に高くなります．一方，

PT-INRが2.6〜3.0を超えるあたりから，さまざまな出血イベントのリスクが急激に増加します．特に頭蓋内出血は致命的な合併症です．頭部外傷などで血管壁から微小出血した場合，通常，組織因子（tissue factor）と第Ⅶ因子がすばやく反応し，止血機転が発動します．しかし，ワルファリンでは第Ⅶ因子を含む4つもの凝固因子の産生が抑制されているため止血機転が働きにくく，大出血リスクが高まると考えられています．

一方，DOACは単一の凝固因子であるトロンビンとXaを直接阻害し，それぞれトロンビン阻害薬とXa阻害薬とよばれます．トロンビン阻害薬としてダビガトランが，Xa阻害薬としてリバーロキサバン，アピキサバン，エドキサバンの3種類が臨床に用いられています（図1）．DOACの血中濃度は内服後1〜4時間でピークに達し，以後低下してトラフの状態となります．ピークではDOAC自体の抗凝固作用を発揮することで生理的凝固阻止因子の消費を抑え，反対にトラフではDOACの抗凝固作用は低下するものの，十分な活性を有する生理的凝固阻止因子〔アンチトロンビン，プロテインC，プロテインS，tissue factor pathway inhibitor（TFPI）など〕が抗凝固作用を補うと推定されています．トラフで消費された生理的凝固阻止因子は，ピーク時には一切消費されず産生・補充されることになるため，DOAC療法中は生理的凝固阻止因子活性が高いレベルで維持されることになります．DOACによる抗凝固療法は，DOAC自体と生理的凝固阻止因子による2系統の抗凝固作用が補完的に発動することから，hybrid anticoagulationともよばれています．

3 作用機序に対する食事，その他の薬物の影響

ワルファリンは，酸化型ビタミンKを還元型に変換する酵素を阻害することで第Ⅱ，Ⅶ，Ⅸ，Ⅹ凝固因子の産生を抑制し，抗凝固作用を発揮しますので，ビタミンKを摂取すると効果が減弱します．ビタミンKを多く含む食物として納豆，クロレラ，まとまった量の緑黄色野菜などが知られており，ワルファリンの投与中はこれらの食事制限を必要とします．また，抗てんかん薬や抗生物質をはじめとする多くの薬剤との相互作用を生じるため，新たに

内服薬を追加する場合はPT-INRへの影響に十分留意する必要があります．一方，DOACはトロンビンあるいはXaを直接阻害し，食事の影響を受けにくいことから，食事制限は不要です．また，相互作用を起こしやすい薬剤もワルファリンと比較すれば大幅に少ない点でも管理が容易です．ただし，ワルファリンに比べて半減期が短いことから，飲み忘れによる薬効の消失がないようアドヒアランスの確立が重要です．

DOACはワルファリンより管理，有効性，安全性の面で一歩前進した抗凝固薬であり，同等の適応があれば，ワルファリンよりもDOACが勧められます．しかしDOACも万能薬ではないため，これからも症例ごとに腎機能や体重，合併症，他の内服薬の影響などを勘案しつつ，各DOACとワルファリンの使い分けを心掛けることが今後の心原性脳塞栓症の予防に重要であるといえます．

参考文献

1) 日本循環器学会合同研究班：循環器病の診断と治療に関するガイドライン 心房細動治療（薬物）ガイドライン（2013年改訂版），p20-34（http://www.j-circ.or.jp/guideline/pdf/JCS2013_inoue_h.pdf）
2) 日本脳卒中学会 脳卒中ガイドライン委員会（編）：脳卒中治療ガイドライン2015，協和企画，東京，p115-122，2015
3) Yasaka M, et al：Optimal intensity of international normalized ratio in warfarin therapy for secondary prevention of stroke in patients with non-valvular atrial fibrillation. Intern Med 40：1183-1188, 2001
4) Yasaka M, Lip GY：Stroke prevention in Asian patients with atrial fibrillation. Stroke 45：1608-1609, 2014
5) 矢坂正弘，岡田　靖：新規経口抗凝固薬に関する諸問題．脳卒中 35：121-127, 2013

［溝口　忠孝・岡田　靖］

付録① 念のため抗凝固療法もおさらい

Q2 抗凝固薬の用量調節は？

　直接作用型経口抗凝固薬（DOAC）の用量調節は薬剤ごとに明示されているため，本項ではワルファリンによる抗凝固療法中の用量調節について述べます．

　ワルファリンの投与目的は血栓塞栓症の治療および予防であり，血栓症の治療のみならず予防にも適応のある薬剤です．投与中は血液凝固能検査（PT-INRあるいはトロンボテスト）によるモニタリングを行い用量調節します．

　ワルファリンの効果を最大限に生かすには，PT-INRをいかに治療域内に保つか，すなわち，time in therapeutic range（TTR）[1]を良好に保つことがもっとも重要です[2,3]．TTRは最低でも65％以上が求められています[2]．TTRを良好に保つためにもっとも有効なのは，PT-INRが治療域を逸脱した場合は短い期間でPT-INRを再検し，用量調整し，速やかに治療域に戻すことです．

　ワルファリンの用量変更を検討する場面としては以下の4つが想定されます．

1　測定したPT-INRが，望まれる抗凝固強度を大幅に下回るとき

　測定したPT-INRがさほど延長していないことを示しています．過去にさほど大きな用量調節をしなくても安定して抗凝固療法を行えていた症例では，飲み忘れ，サプリメントの摂取，食事内容の大幅な変更（納豆，緑黄色野菜のまとまった量の摂取，クロレラ，抹茶，海草など）や併用薬の変更な

どを確認します．食事内容の変化については，患者本人が否定しても，本人がさほど気にしていないために覚えていない可能性もあり，あとから思い出したり，家族からの情報でわかる場合もありますので，可能性は簡単には否定せず留保しておく必要があります．また，コントロール不十分のために抗血小板療法を併用することは，出血リスクを増悪させるばかりでなくかえって血栓塞栓症が増加することも報告[4]されており，推奨できません．

2 測定したPT-INRが，望まれる抗凝固強度を大幅に上回るとき

PT-INRが高値であることを示しています．飲み間違い，併用薬の変更をまず確認しますが，抗菌薬の投与中や化学療法中は極端な高値となることがありますので要注意です．また，何らかの理由で下痢が続くときや食事が十分摂取できないときにも高値となりますので，身体状況の確認が必要です．また，出血傾向を伴っている場合は，ワルファリン減量，休薬，さらにビタミンK，凝固因子製剤投与を考慮します．

3 測定したPT-INRが，望まれる抗凝固強度をわずかに外れるとき

PT-INRで0.5程度の逸脱1回ぐらいでは，あえてワルファリン処方量を変更せず，1〜2週間以内に再検することが推奨されています[5]．

4 ワルファリンと相互作用のある薬剤を開始するとき，またはそれらを中止するとき

ワルファリンによる相互効果をもつ薬剤は非常に多く，スタチンのように日常的によく処方する薬剤でも効果の増強がみられます．薬物療法を変更，追加，中止する際には，PT-INRの早めの測定を予定するようにしましょう．

文献

1) Rosendaal FR, et al：A method to determine the optimal intensity of oral anticoagulant therapy. Thromb Haemost **69**：236-239, 1993
2) Connolly SJ, et al：Benefit of oral anticoagulant over antiplatelet therapy in atrial fibrillation depends on the quality of international normalized ratio control achieved by centers and countries as measured by time in therapeutic range. Circulation **118**：2029-2037, 2008
3) Morgan CL, et al：Warfarin treatment in patients with atrial fibrillation：observing outcomes associated with varying levels of INR control. Thromb Res **124**：37-41, 2009
4) White HD, et al：Comparison of outcomes among patients randomized to warfarin therapy according to anticoagulant control：results from SPORTIF Ⅲ and V. Arch Intern Med **167**：239-245, 2007
5) Guyatt GH, et al：Executive summary：Antithrombotic Therapy and Prevention of Thrombosis, 9th ed：American College of Chest Physicians Evidence-Based Clinical Practice Guidelines. Chest **141**（Suppl）：7S-47S, 2012

［村﨑かがり］

付録① 念のため抗凝固療法もおさらい

Q3 抗凝固療法中の周術期の管理は？

1 ワルファリン中止とヘパリンブリッジ

　ワルファリンは，周術期の出血イベントの危険因子です．ワルファリンを中止し，PT-INRが1.5以下であれば手術は比較的安全に行うことができるとされています．しかし，CHA_2DS_2-VASc 4点以上の心房細動患者，機械弁置換術後の患者，新たに生体弁置換術を施行された患者，術前に血栓塞栓症を認めた患者，血栓性素因のある患者などではワルファリンの中止はハイリスクであり，未分画ヘパリンや低分子ヘパリンによるブリッジが推奨されています[1〜3]．わが国では費用や適応の問題から未分画ヘパリンが用いられています．一般的には術前から入院のうえヘパリン化を行い，手術の4時間前に終了します．術前にはPT-INRが1.5以下となっていることを確認します．また，術後は止血が確認されればヘパリンを再開し，術翌日か2日目からワルファリンを再開します．PT-INRが目標値になればヘパリンは終了します．出血リスクの少ない手術では，このような対応を行わずにワルファリンを内服継続したまま手術することも可能です．

2 ワルファリン継続の有用性

　ワルファリン内服患者のデバイス植え込み術は，循環器内科医としてしばしば経験するところです．従来は上述のようにワルファリンの中断とヘパリ

ンによるブリッジが推奨されていました．しかし，一時的に抗凝固療法の行われない期間が発生することや，ヘパリン再開により創部の血腫が増加し，抗凝固療法のさらなる中断が必要となること，創部感染のリスクが増加することが問題となっていました．こうしたなか BRUISE CONTROL 試験により，植え込み時に抗凝固薬の内服を中断しヘパリンにブリッジした群と，内服を継続した群を比較すると，創部の血腫は中断群に有意に多く，また両群で手術の合併症や血栓塞栓イベントに有意差は認められなかったことが報告されました[4]．当院でも出血リスクと血栓塞栓症のリスクを患者ごとに評価し，可能な限りワルファリンを継続したまま植え込み術を行っています．

3 DOAC 投与時

　直接作用型経口抗凝固薬（DOAC）は作用発現と減弱が非常に早く，基本的にはブリッジは不要です．手術の出血リスクによって中止期間が定められていますので，各 DOAC ごとに添付文書を確認するのが確実です．腎機能や肝機能によって中止した際の作用持続に個体差があると考えられ，各 DOAC の活性を正確に評価する方法が現在開発されています．

文献

1) Kristensen SD, et al：2014 ESC/ESA Guidelines on non-cardiac surgery：cardiovascular assessment and management：The Joint Task Force on non-cardiac surgery：cardiovascular assessment and management of the European Society of Cardiology (ESC) and the European Society of Anaesthesiology (ESA). Eur Heart J 35：2383-2431, 2014
2) Das MK, et al：Assessment of cardiac risk before nonvascular surgery：dobutamine stress echocardiography in 530 patients. J Am Coll Cardiol 35：1647-1653, 2000
3) Pengo V, et al：Standardized low-molecular-weight heparin bridging regimen in outpatients on oral anticoagulants undergoing invasive procedure or surgery：an inception cohort management study. Circulation 119：2920-2927, 2009
4) Birnie DH, et al：Pacemaker or defibrillator surgery without interruption of anticoagulation. N Engl J Med 368：2084-2093, 2013

［堀内　優・田邉　健吾］

付録① 念のため抗凝固療法もおさらい

Q4 出血イベントを合併したときの対応は？

1 抗血栓療法と出血イベント

　抗血栓療法は，脳梗塞，心筋梗塞，静脈血栓塞栓症などの一次および二次予防に有効な薬物治療ですが，抗血栓薬投与が過剰になることにより，出血イベントが生じることになります．本邦で抗血栓療法中の4,009例を対象に行われたBAT研究では，抗血小板薬単独投与群1.2％/年，併用群2.00％/年，抗凝固薬単独投与群2.06％/年，抗血小板薬＋抗凝固薬併用群で3.56％/年の割合で大出血が出現し，多剤併用することにより出血イベントの頻度は増加することが示されています[1]．

　抗凝固療法に関しては最近，従来のビタミンK拮抗薬であるワルファリンに比較して，直接作用型経口抗凝固薬（DOAC）であるダビガトラン，リバーロキサバン，アピキサバン，エドキサバンの有効性と安全性が非弁膜症性心房細動症例での第Ⅲ相臨床試験で示され[2〜5]，日常臨床において使用されるようになりました．以下に抗凝固療法中の大出血時の対応を示します．

2 抗凝固療法中の大出血時の対応

ⓐ 基本的な対応

　まず必ず行うべき対応として，内服中の抗凝固薬の休薬，そして外科的な

処置を含めて止血操作を行うことが大事です．特にDOACの場合は，ワルファリンに比べて半減期が短いため，血行動態を安定化させ輸液等にてwash outすることで抗凝固薬が腎臓，肝臓で速やかに代謝され，早めに止血することが可能です．また，特に脳内出血，くも膜下出血などの頭蓋内出血時には速やかな降圧を行うことも大切です．

b 各抗凝固薬での対応

　ワルファリン内服中に生じる重篤な出血イベントの対処としては，PT-INRの延長に対し早急な是正が必要な場合，①ビタミンK静脈内投与，②第Ⅸ因子複合体の静脈内投与（保険適用外），③新鮮凍結血漿の投与などを考慮します．上記の薬剤投与にあたっては，PT-INRを繰り返しチェックし，その値にかかわらず投与を検討します．第Ⅸ因子複合体は保険適用ではないので，患者と家族へ十分な説明を行い，同意が得られたあとに投与します．

　DOAC投与中の出血の場合，食後の薬物の最高血中濃度到達時間が約3〜4時間程度であるため，内服4時間以内の出血の場合は胃洗浄や活性炭の投与により吸収を抑制します．ダビガトランに関しては透析で除去しえますが，Xa阻害薬は蛋白結合率が高いため，透析での除去は困難であると考えられます．また，第Ⅸ因子複合体の静脈内投与にて抗凝固作用が軽減することが示唆されています．最近では，急速に抗凝固作用を是正する抗体製剤や低分子化合物が開発されつつあり，今後の出血時の有効な対応として期待されます．

文献

1) Toyoda K, et al：Dual antithrombotic therapy increases severe bleeding events in patients with stroke and cardiovascular disease：a prospective, multicenter, observational study. Stroke **39**：1740-1745, 2008
2) Connolly SJ, et al：Dabigatran versus warfarin in patients with atrial fibrillation. N Engl J Med **361**：1139-1151, 2009
3) Patel MR, et al：Rivaroxaban versus warfarin in nonvalvular atrial fibrillation. N Engl J Med **365**：883-891, 2011
4) Granger CB, et al：Apixaban versus warfarin in patients with atrial fibrillation. N Engl J Med **365**：981-992, 2011
5) Giugliano RP, et al：Edoxaban versus warfarin in patients with atrial fibrillation. N Engl J Med **369**：2093-2104, 2013

［海北　幸一］

付録① 念のため抗凝固療法もおさらい

Q5 心房細動に対するカテーテルアブレーション後の抗凝固療法は？

　心房細動患者に対する抗凝固療法は，心房内の血栓予防のために行う治療であることはいうまでもないでしょう．だとすれば，カテーテルアブレーションで心房細動を治したあとには速やかに抗凝固療法は不要になるのではないか，と考えるところですが，これは正しくありません．アブレーション後には心房内壁の上皮が焼灼による傷害を受けているため局所で血栓形成をきたしやすく，最低3ヵ月間は抗凝固療法を継続することが必要です[1]．また，心房細動アブレーションでは術後の心房細動再発がまれではなく（特に術後3ヵ月間は一過性の再発が比較的多い），術後しばらくは抗凝固療法は継続しなくてはなりません．

1　抗凝固療法はどの程度継続すべきか

　術後どの程度の期間にわたって抗凝固療法を継続するかは患者の状況によって異なり，心房細動の進行度と血栓形成リスクの2つが重要な因子となります．心房細動は早期段階（発作性心房細動）から持続性および長期持続性（慢性）へと進行してゆく疾患であり，進行するにしたがって治りにくくなり再発も増えます．そのため長期持続性心房細動の場合には，術後最低でも1年間は抗凝固療法を継続することが望ましいです．

2 血栓形成リスクの評価

血栓形成リスクは一般的に $CHADS_2$ スコア（または CHA_2DS_2-VASc スコア）として評価されるものであり，術前評価が3点以上の場合には長期の抗凝固療法が望ましく，過去に脳梗塞の既往がある場合には生涯にわたって継続することが原則です[2]．

最近報告された米国の Medicare の解析結果では，やはり術後3ヵ月以内の抗凝固薬中止は血栓症リスクを増加させること，および CHA_2DS_2-VASc スコア2点以上の患者では1年以上の長期にわたる血栓症リスクがあるために抗凝固療法を継続することが推奨されています[3]．

心房細動カテーテルアブレーション後の抗凝固療法の方法については現在も議論が多いですが，「心房細動カテーテルアブレーションは，抗凝固薬を内服不要にする目的で行う手術ではない」と明記している欧米のガイドラインを忘れてはならないでしょう．

文献

1) January CT, et al：AHA/ACC/HRS guideline for the management of patients with atrial fibrillation. a report of the American College of Cardiology/American Heart Association Task Force on Practice Guidelines and the Heart Rhythm Society. J Am Coll Cardiol **64**：e1-76, 2014
2) Saad EB, et al：Very low risk of thromboembolic events in patients undergoing successful catheter ablation of atrial fibrillation with a CHADS2 score≤3：a long term outcome study. Circ Arrhythm Electrophysiol **4**：615-621, 2011
3) Noseworthy PA, et al：Patterns of Anticoagulation Use and Cardioembolic Risk After Catheter Ablation for Atrial Fibrillation. J Am Heart Assoc **4**：e002597, 2015

[山根 禎一]

付録① 念のため抗凝固療法もおさらい

Q6 除細動を行うときの薬物治療は？

1 心房細動の除細動について

　心房細動に対して電気的もしくは薬物学的に除細動を行う場合，左房内血栓による心原性脳塞栓症を予防するために，除細動の前後に抗凝固療法を行うことが推奨されています．ワルファリンを用いた除細動についてはこれまで数多くの報告がされており，3週以上，PT-INRが2以上の良好なワルファリン・コントロールがあれば，経食道心エコーをしなくても除細動後の塞栓率に差はないと報告されています．術前にワルファリンによる血栓予防をしっかりと行うことが脳梗塞の予防に重要であり，同様に除細動後に関しても，心房気絶（atrial stunning）による心房血栓を予防するため，少なくとも4週間のワルファリン投与を行うことが重要です[1]．

　しかしワルファリンの使用に関しては，①抗凝固作用が出現してくるのは投与約5〜7日後であること，②PT-INRが1.2〜1.4では逆に凝固能が亢進するため注意が必要であること，③投与量の調節にPT-INRでのコントロールが必要であること，④PT-INRの上昇に伴って出血イベントが増大することなど，いくつかの問題が存在します．

　心房細動の心原性脳塞栓症再発予防にはワルファリンが唯一の選択肢でしたが，近年，直接作用型経口抗凝固薬（DOAC）が使用できるようになりました．DOACは服薬した日からその効果が発現するため，除細動前の3週間からの内服で除細動可能であり，ワルファリンより早期に除細動できる可能性も示唆されています（除細動前のワルファリン療法は，維持量に到達して

から3週間必要であり，実際には除細動を行うまでにより期間を必要とします）[2]．

2　DOACの特徴と使用における注意点

　ワルファリンと比較したDOACのメリットは，①効果判定のための定期的な採血が不要であること，②患者ごとの投与量の調整が不要であること，③頭蓋内出血発生率がかなり低いこと，④食事の影響がほとんどないこと，⑤効果が速やかに現れ，半減期が短い（おおよそ0.5〜1時間で効きはじめ，5〜14時間で効果が半減する）ため術前へパリンへのブリッジが不要ないしは短期間でよいことなどがあげられます．一方，デメリットとして①高度腎機能低下例では投与できないこと，②重大な出血の際の対策が十分確立していないこと，③薬価が高いため患者の費用負担増加の可能性があることなどがあります[1]．

　現在日本で使用できるDOACには4種類あり，ダビガトラン（プラザキサ®），リバーロキサバン（イグザレルト®），アピキサバン（エリキュース®）とエドキサバン（リクシアナ®）が使用されています．心房細動患者における大規模臨床試験において，いずれのDOACもワルファリンに対する非劣性が検証され，その有効性が示されています．なお，腎排泄の割合がそれぞれのDOACによって異なるため，投与する患者の腎機能を確認する必要があります（表1）．

　DOACを使用する際の注意点として，薬の効果を判断する血液学的なマーカーがないことがあげられます．そのため出血イベントを起こしやすいハイリスク患者を予測することが重要であり，そのリスク評価としてはHAS-BLEDスコアが使用されています．特にHAS-BLEDスコアが3以上の患者では重大な出血イベントの発現率が3％を超えており，欧州心臓病学会（ESC）ガイドラインでは大出血のハイリスク患者としています．ハイリスク患者に抗凝固療法を行う際は厳格な経過観察を必要とし，定期的に治療方法を見直すことが推奨されています．

表1 DOACの特徴

製品名	プラザキサ	イグザレルト	エリキュース	リクシアナ
薬品名	ダビガトラン	リバーロキサバン	アピキサバン	エドキサバン
標的因子	トロンビン	第Xa因子	第Xa因子	第Xa因子
半減期	12～14時間	5～13時間	8～15時間	10～14時間
最高血中濃度	0.5～2時間	0.5～4時間	1～4時間	1～3時間
腎排泄	80%	36%	27%	50%
腎機能障害	クレアチニンクリアランス30 mL/分未満	クレアチニンクリアランス15 mL/分未満	クレアチニンクリアランス15 mL/分未満	クレアチニンクリアランス15 mL/分未満
内服回数	1日2回	1日1回	1日2回	1日1回
禁忌薬剤	イトラコナゾール	アゾール系抗真菌薬		

3 除細動における注意ポイント

ポイント1 心房細動の除細動については，薬物的除細動と電気的除細動という2つの選択肢があります．どのようにこの2つを使い分けるかについては，心房細動の発症時間や心不全，器質的心疾患の有無を確認してから選択しますが，発症から48時間以上経過している場合や心不全，器質的心疾患を有する症例においては電気的除細動を考慮します．除細動後の血栓形成に関して，心房気絶による心房血栓を予防するため除細動後も少なくとも4週間のワルファリンもしくはDOACの投与を行うことが推奨されており，特に8週間以上持続した心房細動，左房径の拡大（50 mm），左心機能低下，Naチャネル遮断薬を使用している症例は洞調律復帰後に心房気絶を生じる可能性が高いです[3]．

ポイント2 除細動前の経食道心エコーについて，ACUTE試験の結果，ワルファリンが4週以上投与されている例では必ずしも経食道心エコーをしなくてもよいという成績が報告されており，最低3週以上，良好にワルファリンがコントロールされていれば経食道心エコーを施行しなくても除細動後の塞栓率に差を認めませ

んでした．このため，抗凝固療法をせずに早く除細動したい場合には，少なくとも48時間以上続く心房細動に対しては経食道心エコー検査で血栓がないことを確かめたうえで除細動を行います．特に持続性心房細動例や慢性心房細動症例，左房径が拡大した症例，器質的心疾患を有する症例など左心耳の血流低下が推察される症例においては，経食道心エコーを行うことが望ましいです．

ポイント3 血行動態が不安定な症例に対し緊急でやむをえず除細動が必要な場合は，抗凝固療法を行わずに除細動が施行されることもあります．この場合，ヘパリン投与後に除細動を施行して，除細動後少なくとも4週間の抗凝固療法を行うことが推奨されます．一方，心房細動の持続が48時間未満である場合は，一般に除細動前の抗凝固療法は必要なく，除細動後に患者の血栓塞栓症リスクに応じた抗凝固療法を行います．

ポイント4 除細動後の抗凝固療法については，心房細動の再発リスクや，$CHADS_2$スコアおよびCHA_2DS_2-VAScスコアなどの血栓塞栓リスクを考慮します．

文献

1) 日本循環器学会合同研究班：循環器病の診断と治療に関するガイドライン　心房細動治療（薬物）ガイドライン（2013年改訂版）
（http://www.j-circ.or.jp/guideline/pdf/JCS2013_inoue_h.pdf）
2) Hohnloser SH, et al：Incidence of stroke in paroxysmal versus sustained atrial fibrillation in patients taking oral anticoagulation or combined antiplatelet therapy：an ACTIVE W Substudy. J Am Coll Cardiol **50**：2156-2161, 2007
3) 杉　薫，ほか：心房細動例における脳梗塞の発症頻度．心電図 **19**：12-19, 1999

［中村啓二郎・中村　正人］

付録① 念のため抗凝固療法もおさらい

Q7 抗凝固薬についての海外のエビデンスは日本で代用可能？

　現行のガイドラインにおいて，ワルファリン投与下のPT-INR管理目標は年齢70歳以上が1.6～2.6，70歳未満は2.0～3.0となっています．その歴史を振り返れば，まず欧米のデータをもとにPT-INR 2.0～3.0という管理目標が設定されたものの，2001年の矢坂らの報告により日本人高齢者では低用量（PT-INR 1.6～2.6）での有効性と安全性が示唆されたことから，日本独自のPT-INR管理目標が設定されたのです．さらに，日本最大級のコホート研究であるJ-RHYTHM registryの報告により，日本人独自の低用量設定が追認されました[1]．このように，ワルファリン時代の経験から「海外のエビデンスを日本人にそのまま代用することはできない」ということをわれわれは学びました．

　新しい経口抗凝固薬〔直接作用型経口抗凝固薬（DOAC）〕の時代にも，その経験は活かされています．ダビガトラン，リバーロキサバン，アピキサバン，エドキサバンのそれぞれを対象とした第Ⅲ相大規模臨床試験であるRE-LY[2]，ROCKET AF[3]，ARISTOTLE[4]，ENGAGE AF-TIMI 48[5]においては，日本人独自のワルファリン管理目標が設定され，DOACの用量設定についても日本人を対象とした慎重な検討が行われました．このうち，リバーロキサバンでは日本人独自の用量設定がなされました．他のDOACでは日本人独自の用量設定は行われなかったものの，日本人の実臨床経験では低用量の使用が比較的多い状況にあることがわかっています．

　日本人で低用量が必要となることが多い大きな理由として，体格が小さいことがまずはあげられるでしょう．DOACの各臨床試験に共通して，非アジア人患者の平均体重が80 kg台であったのに対し，アジア人患者の平均体重

表1 DOAC 大規模臨床試験の比較

	試験名	RE-LY[2)]	ROCKET AF[3)]	ARISTOTLE[4)]	ENGAGE AF–TIMI 48[5)]
非アジア人	n	D110：5,092/ D150：5,143/ W：5,096	R：6,663/ W：6,669	A：8,132/ W：8,076	Ehigh：6,389/ Elow：6,381/ W：6,392
	平均年齢（歳）	72.1	R：71.3/W：71.3	A：70/W：70	70.7
	平均体重（kg）	85.6	R：83.1/W：82.7	A：84/W：84	85.6
	効果評価項目 （%/年）	D110：1.37/ D150：1.06/ W：1.48	R：2.09/W：2.35	A：1.12/W：1.38	Ehigh：1.53/ Elow：1.95/ W：1.71
	安全評価項目 （%/年）	D110：2.99/ D150：3.52/ W：3.53	R：3.61/W：3.35	A：2.15/W：3.00	Ehigh：2.74/ Elow：1.62/ W：3.29
アジア人	n	D110：923/ D150：933/ W：926	R：468/W：464	A：988/W：1,005	Ehigh：646/ Elow：653/ W：644
	平均年齢（歳）	68.0	R：69.6/W：69.6	A：69/W：69	70.1
	平均体重（kg）	66.3	R：67.3/W：66.4	A：67/W：67	67.0
	効果評価項目 （%/年）	D110：2.50/ D150：1.39/ W：3.06	R：2.63/W：3.38	A：2.52/W：3.39	Ehigh：1.89/ Elow：2.94/ W：2.71
	安全評価項目 （%/年）	D110：2.22/ D150：2.17/ W：3.82	R：3.44/W：5.14	A：2.02/W：3.84	Ehigh：2.86/ Elow：1.59/ W：4.80

D110：ダビガトラン 110 mg 1日2回投与群，D150：ダビガトラン 150 mg 1日2回投与群，W：ワルファリン，R：リバーロキサバン1日1回投与群，A：アピキサバン1日2回投与群，Ehigh：エドキサバン高用量投与群，Elow：エドキサバン低用量投与群．
各試験の効果評価項目および安全評価項目の発生率は ITT 解析の結果を記載した．

は 60 kg 台でした（表1）．これだけの体格差があれば，腎機能の指標であるクレアチニンクリアランスにも大きな差が出るでしょうし，必然的に適切な薬剤用量も異ならざるをえません．

このように，抗凝固療法の分野においては「海外のエビデンスを日本でそのまま代用することはできない」という認識が必要といえます．日本人独自の知見を得るための臨床研究が，今後ますます重要になると考えられます．

文献

1) Yamashita T, et al：Warfarin anticoagulation intensity in Japanese nonvalvular atrial fibrillation patients：a J-RHYTHM Registry analysis. J Cardiol **65**：175-177, 2015
2) Hori M, et al：Dabigatran versus warfarin：effects on ischemic and hemorrhagic strokes and bleeding in Asians and non-Asians with atrial fibrillation. Stroke **44**：1891-1896, 2013
3) Wong KS, et al：Rivaroxaban for stroke prevention in East Asian patients from the ROCKET AF trial. Stroke **45**：1739-1747, 2014
4) Goto S, et al：Efficacy and safety of apixaban compared with warfarin for stroke prevention in patients with atrial fibrillation from East Asia：a subanalysis of the Apixaban for Reduction in Stroke and Other Thromboembolic Events in Atrial Fibrillation（ARISTOTLE）Trial. Am Heart J **168**：303-309, 2014
5) Yamashita T, et al：Edoxaban vs. Warfarin in East Asian Patients With Atrial Fibrillation—An ENGAGE AF-TIMI 48 Subanalysis. Circulation J **80**：860-869, 2016

［鈴木 信也・山下 武志］

付録① 念のため抗凝固療法もおさらい

Q8 PT-INRの値がふらつく要因は？どう対応すればよい？

　抗血小板薬と抗凝固薬はともに血をサラサラにする薬物といわれていますが，この2つの薬物は作用機転も異なれば，用途も異なります．抗血小板薬は白色血栓とよばれる硬い血栓を予防することに優れ，血流の速い動脈でできる血栓予防に有効です．一方，抗凝固薬は赤色血栓とよばれる軟らかい血栓を予防することに優れ，血流の遅い静脈や心房でできる血栓予防に有効です．経口抗凝固薬を使用する場合，近年，直接作用型経口抗凝固薬（DOAC）と称される薬剤が主流になりつつありますが，依然として古典的なビタミンK拮抗薬（ワルファリン）をうまく活用している医師も多いでしょう．ワルファリンをうまく活用するには，PT-INRを定期的にチェックし，至適値にコントロールしなければなりません．効果に個体差が大きい薬剤であるため，投与量は患者ごとに異なります．投与量の多少にかかわらず，診察日ごとにPT-INRが変動する（ふらつく）ことをよく経験しますが，それにはいくつかの要因が関与します．

1 服薬アドヒアランスとその対応

　PT-INRの安定化において，服薬アドヒアランスの向上は患者側のもっとも大きな要因です．ワルファリンを処方箋に準じて服用しなければ，PT-INRが変動して当然です．医師はワルファリンを服用することの重要性を患者にしっかり説明し，患者の受容性を高める必要があります．理解力が乏しくなった高齢者では，家族の協力も不可欠となります．

2 経口摂取物の影響とそれに対する対応

　ワルファリンは食事の影響を受けやすい薬剤です．ワルファリンの作用を減弱させる（飲）食物として，納豆，青汁，クロレラなどが有名です．これらの食物には多くのビタミンKが含まれるため，ビタミンKと拮抗することで抗凝固作用を発揮するワルファリンは，これらを摂取すると一時的に効果が減弱してしまいます．上記以外にもワルファリンの作用を減弱させる食物はたくさんあります．パセリ，しそ，ゆでた春菊やほうれんそうなどの緑黄色野菜，乾燥したわかめ，味つけしたのり，ひじきなどの海草類，粉にした抹茶などです．少量とる分には問題ありませんが，食事の一品料理として普通に摂取するとワルファリンの効果は確実に減弱します．PT-INRを安定させるには，偏った食事を避けることが大事です．

　薬剤のなかでワルファリンの作用を変化（多くは増強）させるものはたくさんあります．抗鎮痛炎症薬，抗悪性腫瘍薬，抗菌薬，抗ウイルス薬，抗真菌薬，骨粗鬆症治療薬，精神神経用薬，睡眠薬，抗血小板薬，抗アレルギー薬，抗リウマチ薬，抗不整脈薬，脂質異常症治療薬，消化性潰瘍治療薬などです．多くは併用注意（あるいは慎重投与）となっていますが，骨粗鬆症治療薬のメナテトレノン（作用減弱）と抗リウマチ薬のイグラチモド（作用増強）については併用禁忌です．併用注意となっている薬剤については，すべて覚えることは不可能ですので，併用した場合はPT-INRをこまめに測定してその影響を確認する必要があります．

3 他の要因に対する対応

　ワルファリンは肝排泄型の薬剤であるため，重篤な肝障害患者では禁忌です．肝機能障害を有する患者で使用した場合は，PT-INR値に加えて肝酵素マーカーの変化を定期的にチェックする必要があります．腎機能については比較的影響を受けにくい薬剤ですが，腎不全患者では投与を控えたほうがよいでしょう．

胎児あるいは乳児の出血の原因となりますので，妊婦または授乳中の女性にはワルファリンは禁忌です．抗凝固療法を行う場合は，(未分化)ヘパリンの皮下注を行います．DOACについては，安全性が示されていないので使用しないほうがよいでしょう．

［池田　隆徳］

付録②

おもな抗血栓薬一覧

付録② おもな抗血栓薬一覧

分類	薬剤名	剤形	用量	備考
5-HT₂遮断薬	サルポグレラート塩酸塩 ●アンプラーグ (田辺三菱)	細粒：10% (100 mg/包) 錠：50 mg, 100 mg	(サルポグレラート塩酸塩として)1回100 mg，1日3回食後	適応：慢性動脈閉塞症に伴う潰瘍，疼痛・冷感などの虚血性諸症状の改善 禁忌：出血患者，妊婦
ADP受容体(P2Y₁₂)阻害薬	チクロピジン塩酸塩 ●パナルジン (サノフィ)	細粒：10% 錠：100 mg	①1日200〜300 mg，2〜3回分服 ②1日300〜600 mg，2〜3回分服 ③1日200〜300 mg，2〜3回分服または1日1回200 mg ④1日300 mg，3回分服	適応：①血管手術および血液体外循環に伴う血栓・塞栓の治療ならびに血流障害の改善．②慢性動脈閉塞症に伴う潰瘍・疼痛および冷感などの阻血性諸症状の改善．③虚血性脳血管障害に伴う血栓・塞栓の治療．④くも膜下出血術後の脳血管攣縮に伴う血流障害の改善 警告：血栓性血小板減少性紫斑病(TTP)，無顆粒球症，重篤な肝障害のため患者説明・指導．投与開始後2ヵ月間は原則として1回2週間分を処方．2週に1回血球算定，肝機能検査施行． 禁忌：出血，重篤な肝障害，白血球減少症．チクロピジンによる白血球減少症
	クロピドグレル硫酸塩 ●プラビックス (サノフィ)	錠：25 mg, 75 mg	(クロピドグレルとして) 空腹時投与は避けることが望ましい ①1日1回50〜75 mg．出血傾向は1日1回50 mgから ②開始：1日1回300 mg，維持：1日1回75 mg ③1日1回75 mg	適応：①虚血性脳血管障害(心原性脳塞栓症を除く)後の再発抑制．②PCIが適用される急性冠症候群，安定狭心症，陳旧性心筋梗塞．③末梢動脈疾患における血栓・塞栓形成の抑制 禁忌：出血
	プラスグレル塩酸塩 ●エフィエント (第一三共)	錠：2.5 mg, 3.75 mg, 5 mg	開始：1日1回20 mg 維持：1日1回3.75 mg	適応：PCIが適用される急性冠症候群(不安定狭心症，非ST上昇心筋梗塞，ST上昇心筋梗塞)，安定狭心症，陳旧性心筋梗塞 禁忌：出血

付録2 つづき

分類	薬剤名	剤形	用量	備考
シクロオキシゲナーゼ（COX）阻害薬	アスピリン・ダイアルミネート配合 ●**バファリン** （ライオン-エーザイ）	配合錠 A81：81 mg	①1日1回81 mg，1回324 mgまで ②急性期有熱期間：30〜50 mg/kg/日，1日3回分服 解熱後の回復期〜慢性期：3〜5 mg/kg/日，1日1回	**適応**：①狭心症（慢性安定狭心症，不安定狭心症），心筋梗塞，虚血性脳血管障害（TIA，脳梗塞）における血栓・塞栓形成抑制．CABGあるいはPTCA施行後における血栓・塞栓形成抑制．②川崎病（川崎病による心血管後遺症を含む） **禁忌**：サリチル酸系薬過敏症，消化性潰瘍，出血傾向の患者，アスピリン喘息，出産予定日12週以内の妊婦．低出生体重児，新生児，乳児
	アスピリン ●**バイアスピリン** （バイエル）	錠（腸溶）：100 mg	①1日1回100 mg，1回300 mgまで ②急性期有熱期間：30〜50 mg/kg/日，1日3回分服 解熱後の回復期〜慢性期：3〜5 mg/kg/日，1日1回	
酵素阻害薬トロンボキサン（TXA₂）合成	オザグレルナトリウム ●**カタクロット** （小野） ●**キサンボン** （キッセイ）	注射用：20 mg，40 mg 注射液：20 mg 2.5 mL，40 mg 5 mL 注射用：20 mg，40 mg S注射液：20 mg 2.5 mL，40 mg 5 mL	①1日 80 mgを電解質液，糖液に溶解，24時間かけて静注．くも膜下出血術後早期に開始し，2週間持続が望ましい ②1回80 mgを電解質液，糖液に溶解，2時間かけて1日2回朝夕静注，約2週間行う	**適応**：①くも膜下出血術後の脳血管攣縮およびこれに伴う脳虚血症状の改善．②脳血栓症（急性期）に伴う運動障害の改善 **禁忌**：出血．脳塞栓症
EPA製剤	イコサペント酸エチル ●**エパデール** （持田） ●**エパデール S** （持田）	軟カプセル：300 mg 小型軟カプセル： 300 mg/包， 600 mg/包， 900 mg/包	①1回600 mg，1日3回毎食直後 ②1回900 mgを1日2回または1回600 mgを1日3回（食直後）． トリグリセリド異常：1回900 mgを1日3回まで増量可	**適応**：①閉塞性動脈硬化症に伴う潰瘍，疼痛および冷感の改善．②高脂血症 **禁忌**：出血

付録2 つづき

分類	薬剤名	剤形	用量	備考
PGE₁およびその誘導体	アルプロスタジル ●パルクス （大正製薬-大正富山） ●リプル （田辺三菱）	注：5μg 1mL，10μg 2mL 注ディスポ（キット）：10μg 2mL 注：5μg 1mL，10μg 2mL キット注：10μg 2mL	①1日1回5〜10μgをそのまま，または輸液に混和して緩徐に静注，点滴静注 ②輸液に混和し5ng/kg/分として持続静注 ③1回5μgを生理食塩液10mLに希釈し造影剤注入30秒前に3〜5秒間で経カテーテル的に上腸間膜動脈内投与	適応：①慢性動脈閉塞症における四肢潰瘍・安静時疼痛の改善，進行性全身性硬化症・SLEにおける皮膚潰瘍の改善，糖尿病性皮膚潰瘍の改善，振動病における末梢血行障害に伴う自覚症状の改善ならびに末梢循環・神経・運動機能障害の回復．②動脈管依存性先天性心疾患における動脈管の開存．③（パルクス，リプル注，プリンク注）経上腸間膜動脈性門脈造影能の改善 警告：動脈管依存性先天性心疾患（新生児）で無呼吸発作→呼吸管理設備のある施設で投与 禁忌：重篤な心不全．出血．妊婦
	リマプロストアルファデクス ●オパルモン （小野） ●プロレナール （大日本住友）	錠：5μg 錠：5μg	①1回10μg，1日3回 ②1回5μg，1日3回	適応：①閉塞性血栓血管炎に伴う潰瘍，疼痛および冷感などの虚血性諸症状の改善．②後天性の腰部脊柱管狭窄症に伴う自覚症状（下肢疼痛，下肢しびれ）および歩行能力の改善 禁忌：妊婦
PGE₂およびその誘導体	ベラプロストナトリウム ●ドルナー （東レ-アステラス） ●プロサイリン （科研）	錠：20μg 錠：20μg	①1回40μg，1日3回食後 ②1回20μg，1日3回食後から開始．増量時1日3〜4回，最高1日180μgまで	適応：①慢性動脈閉塞症に伴う潰瘍，疼痛および冷感の改善．②原発性肺高血圧症 禁忌：出血患者．妊婦

付録2 つづき

分類	薬剤名	剤形	用量	備考
PGE₂およびその誘導体	エポプロステノールナトリウム ●フローラン (GSK)	静注用：0.5 mg, 1.5 mg	(エポプロステノールとして) 添付溶解液に溶解し2 ng/kg/分で持続静注開始．15分以上間隔をあけ1〜2 ng/kg/分ずつ増量，10 ng/kg/分までの範囲で最適投与速度決定．継続投与期では，症状に応じて投与速度を調節．15分以上の間隔をおいて1〜2 ng/kg/分ずつ増減	適応：肺動脈性肺高血圧症 警告：過度の血圧低下，低血圧性ショック，徐脈，意識喪失・意識障害などの重大な副作用→患者状態を十分観察．常に専用溶解液のみで溶解し，他の注射剤などと配合不可．他の注射剤，輸液などは混合せず別の静脈ラインから投与．休薬または投与中止の際は徐々に減量 禁忌：右心不全の急性増悪時．重篤な左心機能障害．重篤な低血圧．用量設定期に肺水腫が増悪した患者
PDE-3阻害薬	シロスタゾール ●プレタール (大塚)	OD錠：50 mg, 100 mg 散：20%, 0.25 g/包, 0.5 g/包, 100 g	(シロスタゾールとして) ①②1回100 mg, 1日2回	適応：①慢性動脈閉塞症に基づく潰瘍，疼痛および冷感などの虚血性諸症状の改善．②脳梗塞（心原性脳塞栓症を除く）発症後の再発抑制 警告：脈拍数増加，狭心症発現があるので，狭心症症状（胸痛など）の問診を行う 禁忌：出血患者．うっ血性心不全患者．妊婦
PDE-5阻害薬	ジピリダモール ●ペルサンチン (ベーリンガー)	錠：12.5 mg, 25 mg, 100 mg 静注：10 mg 2 mL	内服：①1回25 mg, 1日3回 ②1日300〜400 mg, 3〜4回分服 ③1日300 mg, 3回分服．投薬開始後4週間を目標とし，尿蛋白量を測定し投薬継続の可否を検討．尿蛋白量の減少が認められない場合は中止 注射：①1回10 mg, 1日1〜3回静注	適応：〔12.5 mg錠・25 mg錠・注射〕①狭心症，心筋梗塞（急性期除く），その他の虚血性心疾患，うっ血性心不全 〔25 mg錠・100 mg錠〕②ワルファリン併用による心臓弁置換術後の血栓・塞栓の抑制．③ステロイド抵抗性ネフローゼ症候群における尿蛋白減少

付録2 つづき

分類	薬剤名	剤形	用量	備考
膜安定化薬	ジラゼプ塩酸塩水和物 ●**コメリアン** (興和-興和創薬)	錠：50mg, 100mg	①1回50mg, 1日3回 ②1回100mg, 1日3回	適応：①狭心症, その他の虚血性心疾患（心筋梗塞除く）. ②軽度〜中等度のIgA腎症における尿蛋白減少
抗トロンビン薬	アルガトロバン水和物 ●**ノバスタンHI** (田辺三菱) ●**スロンノンHI** (第一三共)	注：10mg 2mL 注：10mg 2mL	①2日間は1日60mg, 輸液で希釈し24時間点滴静注. その後5日間は1回10mg, 1日朝夕2回, 1回3時間点滴静注 ②1回10mg, 輸液で希釈し1日2回, 1回2〜3時間点滴静注. 投与は4週間以内 ③開始時10mg回路内投与, 開始後は25mg/時より始めて5〜40mg/時を目安 ④輸液で希釈し0.1mg/kgを3〜5分かけて静注, 術後4時間まで6μg/kg/分静注. 継続時は0.7μg/kg/分に減量 ⑤適当量の輸液で希釈, 0.7μg/kg/分点滴静注	適応：①発症後48時間以内の脳血栓症急性期の神経症候, ADL改善. ②慢性動脈閉塞栓症における四肢潰瘍, 安静時疼痛ならびに冷感の改善. ③先天性アンチトロンビンⅢ欠乏患者, アンチトロンビンⅢ低下患者, ヘパリン起因性血小板減少症(HIT)Ⅱ型患者の血液体外循環時の灌流血液の凝固防止（血液透析）（DICに伴うアンチトロンビンⅢ低下患者では血液体外循環時の投与経験がないので投与しない）. ④HITⅡ型（発症リスク含む）における経皮的PCI施行時の血液凝固防止. ⑤HITⅡ型における血栓症の発症抑制 警告：脳血栓急性期において出血性脳梗塞の出現. CTにて十分な観察 禁忌：出血・出血傾向（手術など）. 血液凝固障害. 脳塞栓（HITⅡ型除く）, 重篤な意識障害を伴う大梗塞
トロンボモジュリン	トロンボモデュリンアルファ ●**リコモジュリン** (旭化成)	点滴静注用：12800U	1日1回380U/kg, 約30分かけ点滴静注	適応：汎発性血管内血液凝固症（DIC） 禁忌：頭蓋内出血, 肺出血, 消化管出血. 妊婦

付録2 つづき

分類	薬剤名	剤形	用量	備考
直接作用型経口抗凝固薬（DOAC）	ダビガトランエテキシラートメタンスルホン酸塩 ●プラザキサ （ベーリンガー）	カプセル：75 mg，110 mg	1回150 mg，1日2回．必要に応じ1回110 mg，1日2回へ減量	**適応**：非弁膜症性心房細動患者における虚血性脳卒中および全身性塞栓症の発症抑制 **警告**：重篤な出血による死亡例．本剤の抗凝固作用を中和する薬剤なし．血液凝固検査．出血や貧血をみたら直ちに処置 **禁忌**：透析患者を含む高度の腎障害（Ccr 30 mL/分未満）．出血・出血性素因・止血障害．臨床的問題となる出血リスクのある器質的病変（6ヵ月以内の出血性脳卒中含む）．脊椎・硬膜外カテーテル留置および抜去後1時間以内
	エドキサバントシル酸塩水和物 ●リクシアナ （第一三共）	錠：15 mg，30 mg，60 mg	①1日1回30 mg ②体重60 kg以下：1日1回30 mg，体重60 kg超：1日1回60 mg．腎機能，併用薬に応じ1日1回30 mgに減量	**適応**：①【60 mg除く】膝関節全置換術，股関節全置換術，股関節骨折手術における静脈血栓塞栓症の発症抑制．②非弁膜症性心房細動における虚血性脳卒中および全身性塞栓症の発症抑制，静脈血栓塞栓症（深部静脈血栓症および肺血栓塞栓症）の治療および再発抑制
	リバーロキサバン ●イグザレルト （バイエル）	細粒：10 mg，15 mg 錠：10 mg，15 mg	①1日1回15 mg ②初期3週間は1回15 mg，1日2回食後．その後は1日1回15 mg食後	**適応**：①非弁膜症性心房細動患者における虚血性脳卒中および全身性塞栓症の発症抑制．②深部静脈血栓症および肺血栓塞栓症の治療および再発抑制
	アピキサバン ●エリキュース （ブリストル-ファイザー）	錠：2.5 mg，5 mg	①1回5 mg，1日2回．必要に応じ1回2.5 mg，1日2回へ減量②添付文書参照	**適応**：①非弁膜症性心房細動患者における虚血性脳卒中および全身性塞栓症の発症抑制．②静脈血栓塞栓症（深部静脈血栓症および肺血栓塞栓症）の治療および再発抑制

付録2 つづき

分類	薬剤名	剤形	用量	備考
クマリン系薬	ワルファリンカリウム ●ワーファリン （エーザイ）	顆粒：0.2% 錠：0.5 mg，1 mg，5 mg	（ワルファリンカリウムとして） 初回：1日1回1〜5 mg，定期的な血液凝固能検査を行い，維持量を調節	**適応**：血栓塞栓症（静脈血栓症，心筋梗塞症，肺塞栓症，脳塞栓症，緩徐に進行する脳血栓症など）の治療および予防

索 引

和 文

あ

アスピリン　13, 19, 112
　　――潰瘍　14
　　――抵抗性　112, 113
アデニル酸シクラーゼ活性化薬　15
アテローム血栓症　62
アテローム血栓性脳梗塞　78
アラキドン酸代謝阻害　13
アルガトロバン　6
アルプロスタジル　16

え，お

エイコサペンタエン酸エチル　14
エポプロステノール　16
オザグレル　14

か，く

カテーテルアブレーション　193
癌　144
クロピドグレル　2, 9, 11, 22, 42
　　――不応症（クロピドグレルレジスタンス）　11, 119

け，こ

頸動脈ステント留置術　80
経皮的冠動脈インターベンション　2, 29, 38
血小板機能検査　116
血小板由来成長因子　165
高血圧性脳出血　67
抗血小板薬2剤併用療法　2

後天性血小板機能異常症　164
抗トロンビン薬　6

し

シクロオキシゲナーゼ（COX）阻害薬　13
ジピリダモール　17
脂肪硝子変性　76
シロスタゾール　16

す，せ

ステント血栓症　127
生体吸収性スキャフォールド　23, 47

た，ち

第二世代 DES　134
ダビガトラン　8
チエノピリジン系薬　9, 10, 22
チクロピジン　9, 22
超遅発性ステント血栓症（VLST）　43, 129, 171
直接作用型経口抗凝固薬（DOAC）　24, 182, 183, 184, 196, 197

と

トロンビン受容体（PAR-1）阻害薬　12
トロンボモデュリン アルファ　8

の

脳梗塞急性期　71
脳梗塞慢性期　73
脳出血　65

脳動脈瘤コイル塞栓術　80

ひ

非 ST 上昇型急性冠症候群　26
非 ST 上昇型心筋梗塞　26
非心臓手術　91

ふ

不安定狭心症　26
プラスグレル　9, 11, 22, 177
プロスタグランジン E_1　15

へ，ほ

ベアメタルステント　34
ヘパリンブリッジ　146, 189
ベラプロスト　16
ホスホジエステラーゼ（PDE）-3 阻害薬　16

ま

末梢動脈疾患（PAD）　62
慢性腎臓病（CKD）　164

や

薬剤抵抗性　88
薬剤溶出性ステント　29, 134
薬剤溶出性バルーン　38, 39

ら，り

ラクナ梗塞　76
リマプロストアルファデクス　16

わ

ワルファリン　183, 184, 186

欧文・数字

$5-HT_2$ 遮断薬　8
abciximab　13
BARC 出血基準　84, 85
BMS　34
bioresorbable scaffold（BRS）　23, 47
cangrelor　9, 178
CYP2C19 遺伝子多型　11, 119
direct oral anticoagulants（DOAC）　24, 182, 183, 184, 196, 197
drug eluting balloon（DEB）　38, 39
drug eluting stent（DES）　29, 134
dual antiplatelet therapy（DAPT）　2
　——期間　34
　——スコア　32, 84, 135
East Asian Paradox　148
EPA-E　14, 15
eptifibatide　13
GP Ⅱb/Ⅱa 阻害薬　13
GUSTO 出血基準　84, 85
non-ST elevation-acute coronary syndrome（NSTE-ACS）　26
non-ST elevation myocardial infarction（NSTEMI）　26
percutaneous coronary intervention（PCI）　2, 29, 38
platelet-derived growth factor（PDGF）　165
$P2Y_{12}$ 受容体阻害薬　9, 161
ST 上昇型急性心筋梗塞（STEMI）　22
ticagrelor　9, 12, 131, 177
TIMI 出血基準　84, 85
tirofiban　13
TXA_2 合成酵素阻害薬　14
very late stent thrombosis（VLST）　43, 129, 171
Virchow の三徴　103, 169
vorapaxar　12, 178

抗血小板療法 エキスパートの"勘どころ"

2016年12月15日　発行	編集者　中村正人
	発行者　小立鉦彦
	発行所　株式会社　南　江　堂
	✉113-8410 東京都文京区本郷三丁目42番6号
	☎(出版)03-3811-7236　(営業)03-3811-7239
	ホームページ　http://www.nankodo.co.jp/
	印刷・製本 三報社印刷
	装丁 花村 広

Essential of the Antiplatelet Therapy
© Nankodo Co., Ltd., 2016

定価はカバーに表示してあります．
落丁・乱丁の場合はお取り替えいたします．

Printed and Bound in Japan
ISBN978-4-524-25428-6

本書の無断複写を禁じます．

JCOPY 〈(社)出版者著作権管理機構 委託出版物〉

本書の無断複写は，著作権法上での例外を除き，禁じられています．複写される場合は，そのつど事前に，(社)出版者著作権管理機構(電話 03-3513-6969，FAX 03-3513-6979，e-mail: info@jcopy.or.jp)の許諾を得てください．

本書をスキャン，デジタルデータ化するなどの複製を無許諾で行う行為は，著作権法上での限られた例外(「私的使用のための複製」など)を除き禁じられています．大学，病院，企業などにおいて，内部的に業務上使用する目的で上記の行為を行うことは私的使用には該当せず違法です．また私的使用のためであっても，代行業者等の第三者に依頼して上記の行為を行うことは違法です．

〈関連図書のご案内〉　　＊詳細は弊社ホームページをご覧下さい《www.nankodo.co.jp》

聞きたかった！心房細動の抗凝固療法 ズバリ知りたいNOAC使用のホンネ
池田隆徳 著　　A5判・188頁　定価（本体3,000円＋税）　2015.4.

抗凝固療法の神話と真実 適切な心房細動管理のために
石川利之 著　　A5判・164頁　定価（本体3,000円＋税）　2016.7.

虚血評価ハンドブック PCI・カテーテル室スタッフが知っておくべき最新の知識
中村正人・田中信大 編　　B5判・194頁　定価（本体5,800円＋税）　2016.2.

インターベンションのエビデンス2 科学的根拠に基づく循環器治療戦略
NPO法人インターベンションのエビデンスを創る会 監修　　B5判・210頁　定価（本体3,800円＋税）　2014.8.

PCI・EVTスペシャルハンドブック
南都伸介・中村正人 編　　B6変型判・290頁　定価（本体4,300円＋税）　2010.8.

成功に導くPCI治療戦略 optimal medical treatmentの実践
中村正人 編　　B5判・234頁　定価（本体4,700円＋税）　2011.4.

下肢動静脈エコー実践テキスト
重松 宏・松尾 汎 編　　B5判・226頁　定価（本体6,000円＋税）　2008.4.

わかりやすい血栓と止血の臨床
日本血栓止血学会 編　　B5判・292頁　定価（本体3,000円＋税）　2011.6.

これでわかる心房細動の診かたと治療 内科医のためのガイドラインに即した手びき（改訂第2版）
池田隆徳 著　　A5判・162頁　定価（本体2,800円＋税）　2013.3.

これでわかる危険な不整脈の診かたと治療 心臓突然死を予防するノウハウを知る
池田隆徳 著　　A5判・188頁　定価（本体3,000円＋税）　2008.9.

ガイドラインに準じた 循環器治療薬ファーストブック
池田隆徳・辻野 健 編　　A5判・208頁　定価（本体4,200円＋税）　2010.3.

心房細動治療薬の選び方と使い方
小川 聡 著　　A5判・138頁　定価（本体2,500円＋税）　2012.9.

不整脈症候群 遺伝子変異から不整脈治療を捉える
池田隆徳・清水 渉・髙橋尚彦 編　　B5判・204頁　定価（本体6,500円＋税）　2015.4.

β遮断薬を臨床で活かす！ エキスパートからのキーメッセージ50
伊藤 浩 編　　A5判・182頁　定価（本体3,200円＋税）　2013.12.

エキスパートによる 消化器外科静脈血栓塞栓症（VTE）診療指針
森 正樹・土岐祐一郎 監修／左近賢人・池田正孝 編　　B5判・206頁　定価（本体4,500円＋税）　2014.3.

循環器疾患最新の治療2016-2017 オンラインアクセス権付
堀 正二 監修／永井良三・伊藤 浩 編　　B5判・600頁　定価（本体10,000円＋税）　2016.3.

循環器内科ゴールデンハンドブック（改訂第3版）
半田俊之介・伊苅裕二 監修　　新書判・602頁　定価（本体4,800円＋税）　2013.3.

定価は消費税率の変更によって変動いたします。消費税は別途加算されます。